Ulla Rahn-Huber

# Natürlich gesund mit **Mikroalgen**

- Sanfte Hilfe für Magen, Darm und Stoffwechsel
- Algenkuren zur Entgiftung und Gewichtsreduktion

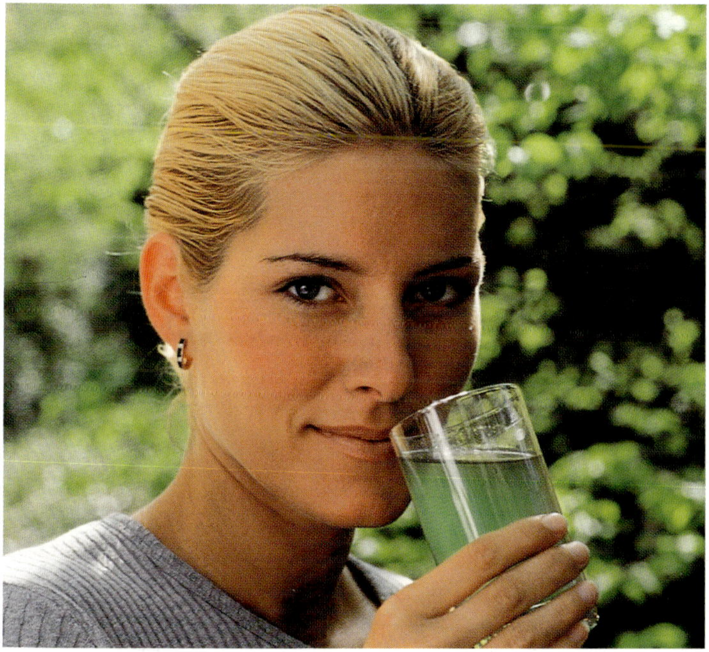

SÜDWEST

# Inhalt

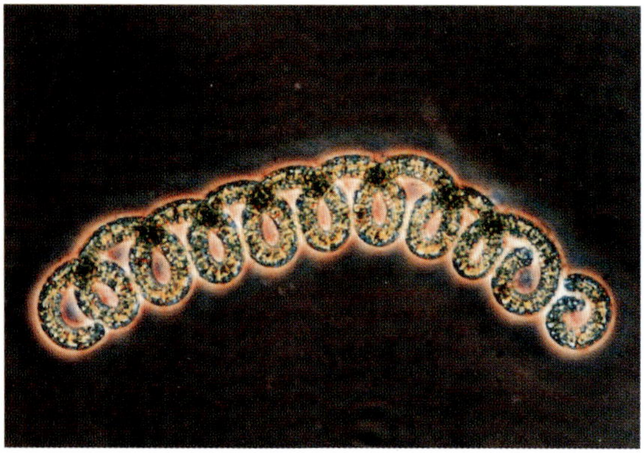

*Die winzigen Spirulinaalgen sind nur unter dem Mikroskop zu erkennen.*


**Vorwort** 4

**Die lange Geschichte der Mikroalgen** 6

Mikroalgen und Mythen 6

Mikroalgen in der Neuzeit 9

Moderne Produktion von Mikroalgen 12

**Was sind Mikroalgen?** 14

Spirulina 16

Chlorella 18

Bluegreen-Algen – umstritten 19

**Was in Mikroalgen so alles steckt** 20

Spirulina – der Eiweißgigant 20

Fit mit Mineralstoffen 25

Vitaminschub durch Spirulina 28

Ohne Enzyme läuft nichts 30

Chlorophyll – das grüne Blut 31

**Kleiner Einkaufsberater** 32

So finden Sie die beste Qualität 32

Auf die Verpackung kommt es an 34

**Mikroalgen und Ernährung** 36

Mikroalgen für Eilige 37

Spirulina auf Reisen 38

Kraftnahrung für Sportler 40

Spirulina als Fleischersatz 41

**Rezepte mit Spirulina** 42

Salate und Rohkost 43

Beilagen und kleine Gerichte 44

Saucen, Dips und Aufstriche 47

Energiedrinks 49

Grüne Kraft für starke Kids 50

Babynahrung mit Mikroalgen 52

**Kuren mit Mikroalgen** 54

Die Chlorellakur 55

Die Heilfastenkur 56

Die Saftfastenkur 63


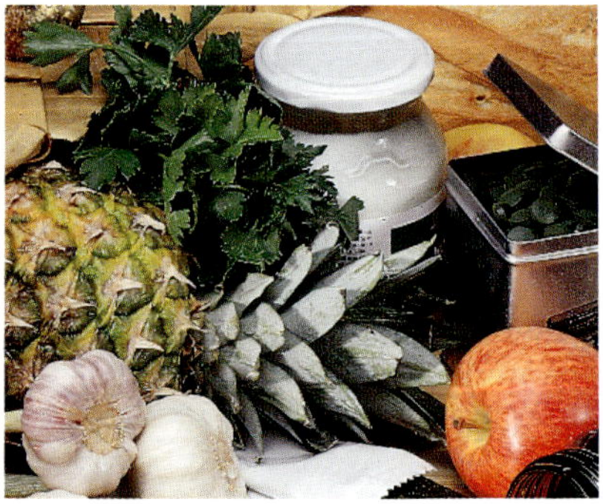

*Es gibt fast kein Nahrungsmittel, das man nicht mit dem wertvollen Algenextrakt kombinieren kann.*

**Äußerliche Anwendung** 64
Tägliche Hautpflege 64
Masken – Urlaub für die Haut 66
Rubbeln Sie Ihre Haut glatt 67
Erste Hilfe für die Hände 68
Fußpflege mit Mikroalgen 68
Was tun bei Hautproblemen? 70
Körper gesund, Haare gesund 71

*Durch die Zugabe von Spirulinapulver lässt sich jede Creme mit Nährstoffen für die Haut anreichern.*

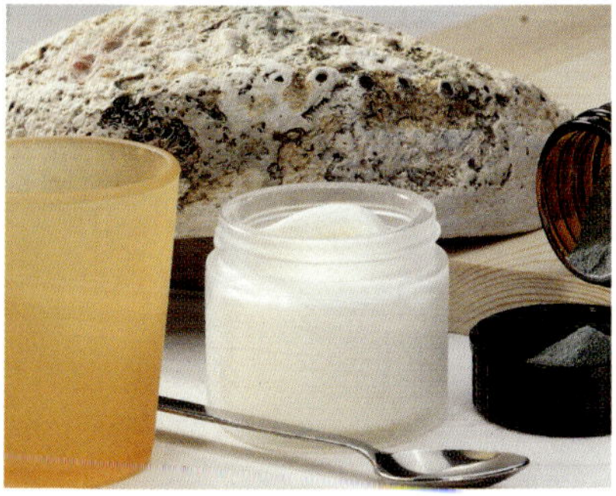

**Heilen mit Mikroalgen von A bis Z** 72
Akne 73
Allergien 74
Amalgambelastung 75
Anämie (Eisenmangel) 75
Augenprobleme 76
Bluthochdruck 76
Candidainfektion 77
Cholesterinerhöhung 78
Diabetes mellitus 78
Durchfall 79
Ekzeme 79
Frühjahrsmüdigkeit 79
Fußpilz 80
Herpes labialis 80
Jetlag 80
Kater 81
Krebserkrankungen 81
Leberbeschwerden 82
Magenprobleme 82
Neurodermitis 83
Osteoporose 83
Prämenstruelles Syndrom (PMS) 83
Psoriasis 83
Schwangerschaft und Stillzeit 84
Übergewicht 85
Übersäuerung 86
Verstopfung 86
Wunden 87

**Makroalgen** 88
Kleines Makroalgen-Abc 90
Was haben Makroalgen zu bieten? 92
So bereiten Sie Makroalgen richtig zu 93
Bezugsquellen 94
**Über dieses Buch** 95
**Register** 96

*Mikroalgen aus Salz- oder Süßwasserseen helfen uns, gesund zu bleiben.*

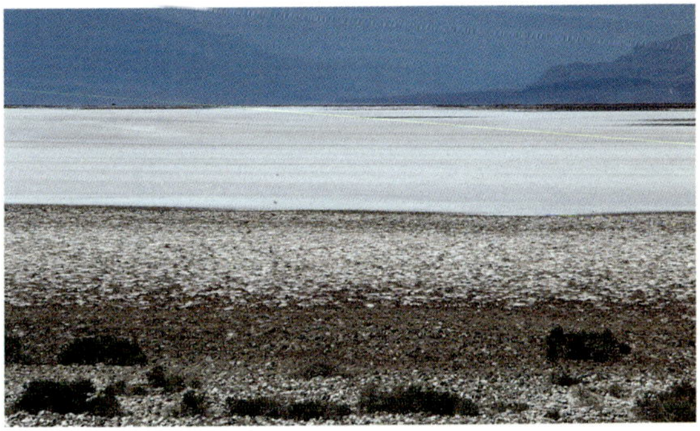

# Vorwort

Letztendlich bestimmen nicht die Herausforderungen und Belastungen des Lebens über unser Wohlbefinden, sondern das Maß an Energie, das unserem Körper zur Verfügung steht. Haben wir zu wenig, ist uns selbst die kleinste Kleinigkeit zu viel, sind wir hingegen gut versorgt, können wir Berge versetzen. Spirulina kann Ihnen dabei helfen, sich rundum vital zu fühlen.

Inmitten unserer modernen Leistungsgesellschaft mit all ihren Neuerungen und Errungenschaften finden immer mehr Menschen zu einer ursprünglicheren, natürlicheren Lebensweise zurück. Beim Essen geht der Trend weg von üppigen, aufwändig zubereiteten Menüs hin zu leichter, bekömmlicher Kost. Salate und Gemüse haben Hochkonjunktur, und die wachsende Nachfrage nach Ware aus ökologischem Anbau lässt allenthalben Naturkostläden aus dem Boden sprießen. Sogar in großen Supermärkten sind Bioprodukte im Angebot. Die wachsende Beliebtheit dieser gesünderen Kost liegt nicht zuletzt an den gewandelten Lebensumständen und -bedürfnissen. Statistisch gesehen werden wir immer älter. Doch diese Perspektive allein genügt uns nicht. Wir wollen zudem bis ins hohe Alter hinein fit bleiben!

## Kraftwerke im Miniformat

Um dieses Ziel zu erreichen, müssen wir unserem Körper all die Nährstoffe geben, die er braucht. In dieser Hinsicht können gerade die Mikroalgen Hervorragendes für unseren Organismus leisten. Sie sind im wahrsten Sinn des Wortes Kraftwerke im Miniformat, denn sie beinhalten einen einzigartigen Komplex von Wirkstoffen, die die Stoffwechselfunktionen unterstützen. Mit ihrem auffallend hohen Anteil an Eiweiß, Vitaminen, Mineralstoffen und Chlorophyll sind sie die natürliche Nahrungsaufwertung überhaupt, denn sie liefern dem Körper all das, was in der üblichen Ernährung oft fehlt. In so ausgewogener und reichhaltiger Kombination wie hier kommen diese Leben erhaltenden Stoffe in keinem anderen Naturprodukt vor, und so gut wie die Natur kann kein Mensch sie je zusammenstellen. Das erklärt, warum diese Mikroorganismen unser Wohlbefinden so viel nachhaltiger stärken können als andere Nahrungsergänzungsmittel, die oftmals aus den verschiedensten Substanzen mehr oder weniger willkürlich kombiniert oder synthetisiert werden.

## Energielieferant Mikroalgen

Durch die Zufuhr von lebenswichtigen Vitalstoffen und regulierenden Substanzen aus Mikroalgen werden die Zellerneuerungs- und Ausscheidungsprozesse im Körper angeregt. Wir bekommen wieder neue Energie und werden vitaler. In diesem Buch zeigen wir Ihnen, wie Sie mit Mikroalgen gestärkt einen langen Tag im Büro, kräftezehrende Hausarbeit, Prüfungs- oder Arbeitsstress und sogar anstrengende Reisen sehr viel besser überstehen können. Auch für Zeiten besonderer körperlicher und seelischer Beanspruchung wie in der Genesungsphase nach Krankheiten, beim Fasten oder während der Schwangerschaft und Stillzeit können Sie sich Anregungen holen, wie Ihnen Mikroalgen den gerade dann so dringend benötigten Energieschub liefern. In puncto Schönheitspflege geben wir Ihnen Tipps, wie Sie selbst natürliche Kosmetik auf Mikroalgenbasis herstellen können. Ein Kapitel widmet sich schließlich ganz der Linderung unterschiedlicher Beschwerden mit Hilfe dieser Mikroorganismen. Dieser Ratgeber will Ihnen Anregungen zu einem gesünderen Leben mit diesem neu entdeckten Geschenk der Natur geben. Lassen Sie sich überzeugen, wie leicht es ist, sich und seinem Körper mit Mikroalgen etwas wirklich Gutes zu tun!

**Nicht nur für Menschen ist Spirulina, auch Katzen haben sie offenbar gern, und sie tut ihnen gut. Der Dank Ihres Hausgenossen ist freundliches Schnurren und ein glänzendes Fell.**

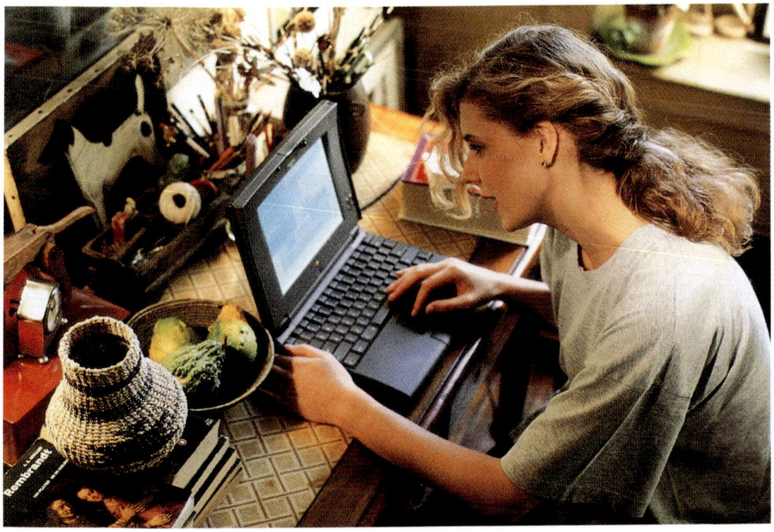


*Mikroalgen sind genau der richtige Energielieferant, um mit Vitaminen und Mineralstoffen dem hektischen Alltag zu Hause oder im Büro vital zu begegnen.*

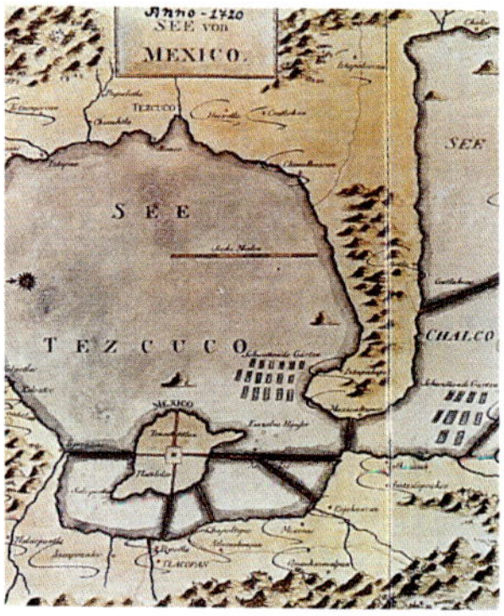


*Aus dem heute größtenteils trockengelegten Texcocosee in Mexiko bezogen die Azteken Spirulina.*

# Die lange Geschichte der Mikroalgen

## Mikroalgen und Mythen

Mikroalgen sind so alt wie das Leben selbst, und sie scheinen sich vieles von ihrer urtümlichen, starken Vitalität erhalten zu haben, die sie nun auch an den Menschen weitergeben können. Mikroalgen sind klein und unscheinbar, haben aber in der Menschheitsgeschichte immer wieder eine wichtige Rolle gespielt. Wenngleich Mikroalgen bislang in der Ernährung nicht den Stellenwert erlangt haben wie ihre großen Schwestern, die Makroalgen, so haben sie dennoch immer wieder Eingang in die Kulturgeschichte, in den Legendenschatz der verschiedensten Völker und sogar in die Bibel gefunden.

**Spirulina ist ein seit alters bei vielen Kulturen und Naturvölkern bewährter Eiweiß- und Nährstoffspender, dessen Bedeutung jetzt für unsere Zeit wieder entdeckt wird.**

## Spirulina – das biblische Manna?

Spirulina, die am häufigsten verwendete Mikroalge, ist eine sehr ungewöhnliche Vertreterin ihrer Art, was ihren Lebensraum anbelangt. Sie gedeiht in stark salzhaltigem Wasser mit einem pH-Wert von 9 bis 11, in dem jeder andere Mikroorganismus längst kapituliert hätte. Sie überlebt selbst, wenn alles Wasser verdampft ist und sie regelrecht auf dem Trockenen liegt. Unter dem Einfluss von Hitze und Trockenheit geht sie in eine Art Ruhezustand über, verfärbt sich weiß und nimmt durch die Umwandlung von Eiweiß in Polysaccharide einen süßlichen Geschmack an. Dies hat Forscher zu der Vermutung geführt, dass wir es hier mit dem biblischen Manna der Israeliten zu tun haben, von dem es heißt: »Es war weiß wie Koriandersamen und schmeckte wie Honigkuchen.« Ob das biblische Manna tatsächlich getrocknete Spirulina war, sei dahingestellt. Fest steht, dass es viele Beispiele für die Verwendung von Spirulina als wichtige Nahrungsquelle seit Urzeiten gibt.

## Rätsel um die Esskultur der Azteken

Seit jeher rätseln Archäologen, wie es den Azteken möglich war, eine derart hoch entwickelte, komplexe Kultur – mit einer für die damalige Zeit ungewöhnlich hohen Bevölkerungszahl – zu entfalten, ohne dass Spuren von traditionellen Eiweißquellen zu finden sind. Anders als in der Alten Welt, war Viehhaltung bei den Azteken nämlich so gut wie unbekannt. Und so kamen manche Anthropologen gar auf die Idee, die Azteken hätten sich bei gelegentlich stattfindenden Menschenopfern durch rituellen Kannibalismus mit den notwendigen Proteinen versorgt. Da dem Menschenfleisch jedoch viele Vitamine der B-Gruppe fehlen, bildet es nicht gerade eine optimale Nahrungsgrundlage.

Man vermutet, dass Spirulina – damals bezeichnet als Tecuitlatl – als eiweißreichstes Nahrungsmittel den Azteken die Energie und Tatkraft lieferte, um ihre großartigen Städte und Tempel zu errichten, zahlreiche Kriege zu führen, die schönen Künste zu pflegen und sich mit Mathematik und Philosophie zu befassen.

## Mikroalgen aus dem Texcocosee

Viel plausibler erscheint die Erklärung, dass der Verzehr von Spirulina mit ihrem hohen Anteil an verwertbarem Eiweiß die Ernährungsgrundlage der Azteken bildete. Denn zur Zeit der Eroberung der mexikanischen Hochebene durch die Spanier bildete neben Mais, Bohnen und Kürbis ein sonderbarer grüner Schaum, der von der Oberfläche des Texcocosees im Teotihuacantal geschöpft wurde, eines der Hauptnahrungsmittel der Azteken. Es handelte sich dabei um eine Form von Spirulina, die in diesem See heimisch war.

## Zerstörung des aztekischen Erbes

Die spanischen Eroberer konnten nicht begreifen, warum die Azteken ihren Algenkuchen so viel Wert beimaßen und ihnen sogar magische Wirkungen zuschrieben. Auch fehlte ihnen das Verständnis für das System der Chinampas, jener schwimmenden Gärten auf dem Texcocosee. Sie wussten nicht, dass die grünen Algen mehr Eiweiß lieferten, als man es je an Land produzieren konnte, und starteten ein umfangreiches Programm zur Trockenlegung von Sumpfgebieten, um größere Ackerflächen zu schaffen. Und im Zug dieser Aktion wurde der Texcocosee schließlich komplett zugeschüttet.

Dort, wo heute Mexico City liegt, ist der Ursprung der Mikroalge Spirulina: im Texcocosee im Teotihuacantal. Bereits in der Hochkultur der Azteken wurden aus diesem See Mikroalgen gewonnen. Heute ist von dem See zwar nichts mehr übrig geblieben, doch bis in die achtziger Jahre hinein befand sich ausgerechnet in dieser Gegend eine der größten Spirulinafarmen, die ihren Betrieb jedoch inzwischen eingestellt hat.

## Mikroalgen im Reich der Mayas

Nicht nur bei den Azteken, sondern auch bei den Mayas auf der Halbinsel Yucatan spielte Spirulina in der Ernährung wahrscheinlich eine wichtige Rolle. Die Urwaldgebiete Zentralamerikas sind für eine intensive landwirtschaftliche Nutzung, wie wir sie kennen, denkbar ungeeignet. Abgeholzte und damit ungeschützte Flächen können Nährstoffe nur sehr kurz speichern, so dass man lediglich ein bis zwei Jahre darauf Ackerbau betreiben kann, bevor sie dem Urwald zurückgegeben werden müssen. Diese Art der wandernden Bewirtschaftung ist alles andere als effizient – wohl kaum die rechte Ernährungsgrundlage für eine Hochkultur wie die der Mayas. Erst als mit Hilfe eines eigentlich zur Erkundung der Venusoberfläche entwickelten Radarsystems Luftaufnahmen von den betreffenden Dschungelgebieten gemacht wurden, konnte man der Lösung des Rätsels ein Stück näher kommen: Die Aufnahmen zeigen ein komplexes Netzwerk von Gräben, in denen mit Hilfe von Mikroalgen auf dem Weg der Photosynthese ausreichend hochwertige Nahrung für die fast zwei Millionen umfassende Bevölkerung produziert worden sein könnte.

## Mikroalgen als organischer Dünger

Vor etwa 1000 Jahren fand der vietnamesische Mönch Khong Minh Khong heraus, dass Reis sehr viel besser gedieh und größeren Ertrag brachte, wenn man zwischen die Pflanzen den Wasserfarn Azolla pflanzte. Als er starb, nahm er sein Wissen mit ins Grab. Es sollte an die 700 Jahre dauern, bis eine Frau namens Ba Heng die Bedeutung des Azollafarns für den Reisanbau wieder erkannte. Erst in diesem Jahrhundert schließlich wurde herausgefunden, dass in den Wurzeln der Pflanze eine blaugrüne Algenart angesiedelt ist, die in der Lage ist, Stickstoff aus der Atmosphäre zu binden und so als natürlicher Dünger für die Reispflanzen wirkt. Über Jahrhunderte hinweg verdankten die vietnamesischen Reisbauern dem zusätzlichen Einsatz der blaugrünen Mikroalge reiche und beständige Ernten, und so konnte manche Hungersnot vermieden werden.

# Mikroalgen in der Neuzeit

## Erste wissenschaftliche Annäherungen

Spirulina wurde zwar bereits im Jahr 1827 von dem deutschen Algenspezialisten Deuben im afrikanischen Tschadsee entdeckt und erhielt zu dieser Zeit ihren wissenschaftlichen Namen. Trotzdem rückten die Mikroalgen in unseren Breiten erst wieder während des Ersten Weltkriegs ins Blickfeld des Interesses. Im Auftrag von Kaiser Wilhelm II. suchte eine Gruppe von Wissenschaftlern damals nach Wegen, Mikroorganismen in Massenkulturen zu züchten, um so neue Nahrungsquellen zu erschließen. Dabei wurde sowohl mit einer rosafarbenen Hefeart – dem so genannten Kunstfleisch – experimentiert als auch mit der grünen Mikroalge Chlorella.

Mikroalgen blicken auf eine lange Tradition als Nahrungsmittel zurück. Das wieder erwachte Interesse der Forschung in unserer Zeit galt in erster Linie ihrem Nutzen als Protein- und Vitaminspender. Heute werden Mikroalgen als Nahrungsergänzung weltweit im Gesundheitshandel angeboten.

## Der zweite Versuch

Der Erste Weltkrieg war verloren, bevor die industrielle Produktion von Mikroalgen in Gang kommen konnte, und das Projekt verschwand in der Schublade, bis es 1939 wieder hervorgezogen wurde. Diesmal wurde Professor Herder von der Universität Göttingen mit den Forschungsarbeiten betraut, und er konnte auch gewisse Fortschritte erzielen. Da aber das Forschungszentrum bei einem Bombenangriff völlig zerstört wurde, blieb die Züchtung von Chlorella im großen Stil wiederum im Versuchsstadium hängen. Erneut gerieten die Mikroalgen nach dem Krieg in Deutschland in Vergessenheit.

## Beim dritten Anlauf Erfolg

Mitte der sechziger Jahre schließlich beobachtete der belgische Botaniker Jean Leonard bei einer Expeditionsreise durch die Sahara, wie die Mitglieder des Kanembustamms mit Hilfe von Strohkörben einen grünen Schaum von der Oberfläche des Tschadsees schöpften. Er ging dieser Beobachtung nach und fand heraus, dass die Kanembus diese Masse dann in der Sonne trocknen ließen, um anschließend daraus kleine

Kuchen zu formen. In der Sprache der Kanembus Dihe genannt, stellten sie eine wichtige Nahrungsquelle dieses Stamms dar und wurden sogar auf dem örtlichen Markt gehandelt.
Leonard erkannte als erster den Zusammenhang zwischen der Algenblüte im Tschadsee und den getrockneten Kuchen, die überall angeboten wurden. Er verfasste einen Bericht über seine Entdeckung, der so überzeugend war, dass das französische Institut Français du Pétrole ihn zum Anlass nahm, ein Projekt zur künstlichen Kultur von Mikroalgen ins Leben zu rufen.

**Spirulina hat nicht nur einen wichtigen Stellenwert in der menschlichen Ernährung, auch Speise- und Zierfische gedeihen bei der Fütterung mit Mikroalgen besonders prächtig. Das Pulver ist ein echter Geheimtipp für Aquarianer!**

## Detaillierte Forschungen in Japan

1967 erfuhr der japanische Mikrobiologe Hiroshi Nakamura von diesem Vorhaben und erkannte sofort, welche ungeahnten Möglichkeiten es bot. Er hatte sich schon seit längerem mit Mikroalgen – vor allem mit Chlorella – als potenzieller Nahrungsquelle befasst. Angesichts rasch wachsender Bevölkerungszahlen und schwindender Nahrungsreserven des Planeten suchte man in Japan, wo es wenig Ackerflächen gibt, nach anderen Ernährungsformen. Hier schien sich mit der Gewinnung von Mikroalgen eine natürliche Lösung anzubieten.

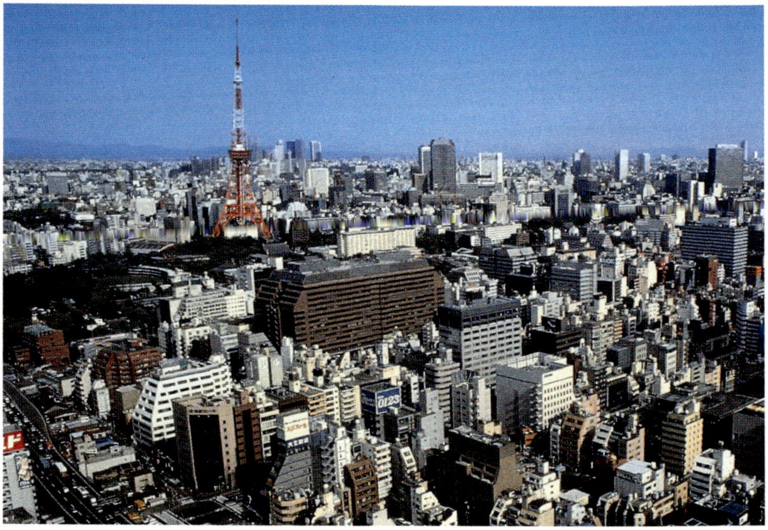

*Gerade in bevölkerungsstarken Ländern wie beispielsweise in Japan stellen Mikroalgen ein wertvolles Lebensmittel und eine sinnvolle Nahrungsergänzung dar.*

## Der Siegeszug der Mikroalgen beginnt

So wurden in Japan detaillierte wissenschaftliche Untersuchungen gestartet. Dabei fand Nakamura heraus, dass die mehrzellige blaugrüne Alge Spirulina ungeheure Vorteile gegenüber ihrem grünen, einzelligen Pendant Chlorella genießt. Neben der leichteren Verdaulichkeit wies Spirulina vor allem eine wesentlich bessere Tauglichkeit zur groß angelegten Züchtung auf. Ihr Hauptpluspunkt besteht darin, dass sie mit einer Länge von 0,3 bis 0,5 Millimeter fast 100-mal größer ist als Chlorella. Diese neue Erkenntnis bedeutete, dass der Gewinnungsprozess stark vereinfacht – und auch verbilligt – werden konnte, da bei der Ernte von Spirulina keine teuren Zentrifugen nötig waren. Man brauchte stattdessen nur ein feines Filtertuch, um sie aus dem Wasser zu separieren. Mit ihren Untersuchungsergebnissen wurden Nakamura und seine japanischen Kollegen in der Folgezeit zu Pionieren der Spirulinaforschung und der Entwicklung von kommerziellen Nutzungsmöglichkeiten von Mikroalgen in Japan und in den USA.

Die Züchter der in Japan beliebten Koi-Karpfen schwören auf Spirulina: Erhalten die Fische mit dem schillernden Schuppenkleid mikroalgenhaltiges Futter, so zeigen sie eine besonders intensive Rot- und Gelbfärbung und sind auch insgesamt gesunder. Bei Preisen im fünfstelligen Bereich für prämierte Exemplare lohnt sich die Investition allemal.

## Kultivierung der Algen in Deutschland

Parallel zu den Forschungsarbeiten in Frankreich und Japan wurde auch in Deutschland nach Möglichkeiten einer groß angelegten Produktion und Nutzung von Mikroalgen für die tierische und menschliche Ernährung gesucht. Hierzulande konzentrierten sich die Anstrengungen zunächst weitgehend auf die Mikroalge Scenedesmus, die auch in unseren Breiten im Freiland gezüchtet werden kann. Dank privater Initiative und der langjährigen Förderung durch das nordrhein-westfälische Landesamt für Forschung konnten grundlegende technologische Fortschritte auf diesem Gebiet erzielt werden. Gerade was die Anlagentechnik und die künstliche Begasung der Algenzuchtbecken mit $CO_2$ betrifft, sind Professor Soeder und seinen Mitarbeitern von der in Dortmund angesiedelten Kohlenstoffbiologischen Forschungsstation bahnbrechende Entwicklungen zu verdanken. So hat auch die deutsche Technologie in der Produktion von Mikroalgen weltweite Bedeutung erlangt.

# Moderne Produktion von Mikroalgen

## Natürliches Vorkommen von Spirulina

In Aquakulturen bei Temperaturen von 40 bis 50 °C vermehren sich die Mikroalgen besonders schnell. Sie binden dann die in Wasser, Luft und Boden enthaltenen Vitamine, Mineralstoffe und Spurenelemente im Zug der Photosynthese zu einem komplexen, natürlichen Nahrungsmittel und produzieren dabei Sauerstoff.

Wo Flamingos leben, gibt es Spirulina: An den afrikanischen Sodaseen leben Millionen dieser exotischen Vögel, die sich ausschließlich von der spiralförmigen Mikroalge ernähren. Im Schnabel der Tiere gibt es eine Art Filter, mit dem sie die winzigen Organismen aus dem Wasser fischen. Wie reichhaltig die Ausbeute ist, zeigt sich an der Farbe des Gefieders: je mehr Spirulina, desto leuchtender das Rosa.

## Kultivierung per Zufall

Dass die groß angelegte Züchtung von Spirulina ausgerechnet in der Gegend des Texcocosees, aus dem bereits die Azteken vor Jahrhunderten Mikroalgen für ihre Ernährung schöpften, ein Comeback erlebte, ist gewissermaßen dem Zufall zu verdanken. 1943 siedelte sich hier nämlich die Sosa Texcoco Company an, deren Ziel die Gewinnung von Soda aus dem stark natriumkarbonathaltigen Wasser des Sees war. Die zu diesem Zweck errichteten Verdunstungsbecken erwiesen sich jedoch – zunächst sehr zum Leidwesen des Unternehmens – als optimaler Lebensraum für Spirulina. Sie wuchs so üppig, dass die Becken schon bald völlig zugesetzt waren. Aus dieser Not machte die Firma dann eine Tugend: Neben Soda produzierte sie über Jahre hinweg bis zu ihrer Schließung auch große Mengen Spirulina und rief damit die erste kommerzielle Kultivierung von Mikroalgen ins Leben.

## Mikroalgenbetriebe in aller Welt

Die Anbaubecken für Mikroalgen liegen alle eher in exotischen Gefilden: Nach dem Pionierbetrieb der Sosa Texcoco Company in Mexiko folgte um 1980 dann die erste Mikroalgenanlage in Taiwan. Im Verlauf der achtziger Jahre kamen weitere Kultivierungsbetriebe in Thailand, Kalifornien und Indien hinzu. Und seit Anfang der neunziger Jahre wird auch auf Hawaii und in China verstärkt Spirulina gewonnen.

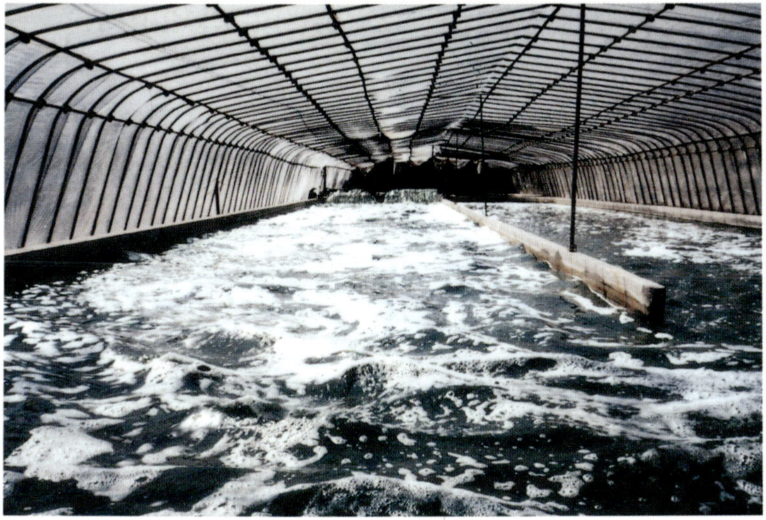

*In so genannten Indoor-Becken können die enorm widerstandsfähigen Spirulinaalgen mit relativ geringem Aufwand gezüchtet werden. Die Effizienz dieser Methode zeigt sich in der reichlichen Ernte.*

## Umweltschutz durch Algenzucht

Mikroalgen brauchen Kohlenstoff, um wachsen zu können. Sie entziehen der Atmosphäre $CO_2$, verwerten den Kohlenstoff und geben den Sauerstoff wieder ab. Spirulinafarmen belasten also nicht die Luft, sondern reinigen und erneuern sie. Beim industriellen Anbau von Mikroalgen wird die Nährlösung sogar noch zusätzlich mit Kohlensäure angereichert, denn das $CO_2$ aus der Atmosphäre reicht nicht aus, um das ganze Wachstumspotenzial der Algen nutzen zu können.

Umweltschutz durch Mikroalgenfarmen: Die künstliche Zufuhr von Kohlenstoff, wie er als Abfallprodukt beispielsweise bei der alkoholischen Gärung, bei anderen Fermentationsprozessen, beim Brennen von Kalk oder bei der Zementherstellung anfällt, ist für die industrielle Kultivierung von Mikroalgen ein regelrechter Powerschub.

## Gewinnung von Mikroalgen

Zur Erntezeit wird Spirulina durch feinmaschige Filter gepumpt, während Chlorella mittels Zentrifugen separiert wird. Der so gewonnene Algenschlamm wird dann in einen Heißluftstrom gesprüht, um ihm auf diese Weise das Wasser zu entziehen. Die Algen selbst werden dabei in der Regel nicht über 55 °C erhitzt – eine Temperatur, die sie bei intensiver Sonneneinstrahlung in tropischen Breiten auch in ihrer natürlichen Umgebung verkraften müssen. Ein Verlust von Nährstoffen ist dabei weitgehend ausgeschlossen.

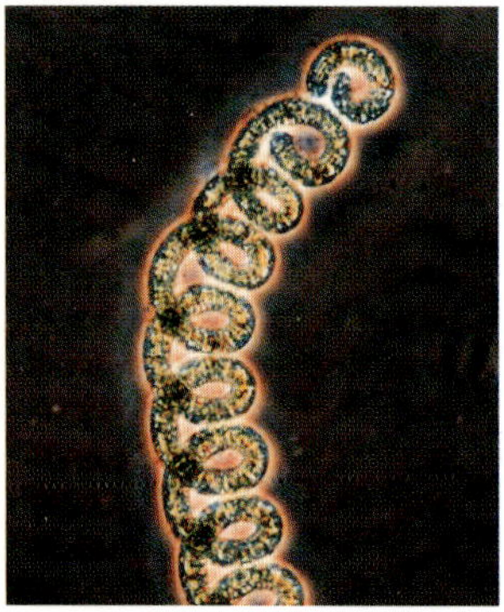

*Unter dem Mikroskop wird die spiralenförmige Struktur der blaugrünen Spirulinaalge sichtbar.*

# Was sind Mikroalgen?

Es gibt auf unserem Planeten über 25 000 verschiedene Algenarten, vom winzigen Einzeller bis hin zum riesigen Kelp, der eine Länge von bis zu 60 Meter erreicht. Die meisten Spezies ernähren sich vom Sonnenlicht, einige wenige jedoch leben auch von organischer Materie wie beispielsweise Bakterien. Größere Algen wie z.B. Seetang heißen Makroalgen. Auf den Seiten 88ff. finden Sie ein Extrakapitel »Makroalgen« über die großen Schwestern der Mikroalge: Verschiedene Arten werden vorgestellt und ihre Inhaltsstoffe kurz beleuchtet. Damit Ihnen das Kochen mit diesem Nahrungsmittel auch gut gelingt, haben wir noch einige wertvolle Tipps für die Verwendung von Makroalgen in der Küche angefügt.

## Mikroalgen – so alt wie das Leben

Als sich das erste Leben auf diesem Planeten rührte, hatte es die Form einfacher, einzelliger Organismen, die in den von Wasser überfluteten Gebieten der Erde dahintrieben. Die Entwicklung komplexer Mehrzeller oder gar an Land überlebensfähiger Geschöpfe lag noch in weiter Ferne.

## Nahrung aus Sonnenlicht

Unter dem Einfluss von Sonnenlicht, Wärme und Wasser gediehen die mikroskopisch kleinen Lebewesen – die Algen – prächtig und fungierten als Bioreaktoren im Kleinformat: Als Sauerstoffbildner schufen sie nicht nur die Erdatmosphäre, sondern produzierten zudem auch Eiweiß, Kohlenhydrate, Aminosäuren, Vitamine, Enzyme sowie generell alle uns bekannten biochemischen Verbindungen. Während sich ringsum das Leben zu komplizierteren Strukturen weiterentwickelte, blieben diese Mikroorganismen, was sie von Anfang an waren, und wandelten weiterhin Sonnenlicht in reine Nahrung um – ein Vorgang, den man als Photosynthese bezeichnet.

Unter den Makroalgen sind vor allem Agar-Agar, Arame, Hijiki, Kombu, Mekabu, Nori und Wakame als »Gemüse aus dem Meer« bekannt und werden vermehrt auch bei uns, vor allem in Reformhäusern, Asien- und Bioläden, angeboten. Spätestens mit dem Siegeszug der japanischen Sushis haben die Algen auch Einzug in deutsche Küchen gehalten.

## Biophotonen als Energieträger

Auch heute noch sind Mikroalgen absolute Meister der Photosynthese: Mit einer Rate von acht bis zehn Prozent sind sie den an Land wachsenden Pflanzen wie der Sojabohne mit nur drei Prozent bei weitem überlegen. Damit sind sie ein geradezu optimaler Speicher für Sonnenlicht. So hat der bekannte Biophotonenforscher Dr. Fritz-Albert Popp bei entsprechenden Messungen in den Mikroorganismen tatsächlich jene Lichtteilchen nachgewiesen, die auf das Vorhandensein von gespeicherter Sonnenkraft deuten. Mit Hilfe der Hochfrequenzfotografie lässt sich diese Energiestrahlung optisch festhalten.

## Mikroalgen im Vergleich

Im Gegensatz zu ihren großen Schwestern, den Makroalgen, sind Mikroalgen so klein, dass man sie als Einzelorganismus in der Regel nur unter dem Mikroskop erkennen kann. Es gibt eine breite Artenvielfalt von Mikroalgen, die man am einfachsten anhand ihrer Farbe unterscheiden kann: So gibt es blaugrüne Sorten wie Spirulina, die bekannteste unter den Mikroalgen, und Bluegreen-Algen, grüne wie Chlorella und Scenedesmus, rote wie Dunaliella, braune, violette, rosarote, gelbe und schwarze. Sie sind überall anzutreffen – im Wasser, in der Erde, auf Felsen und auf Pflanzen.

### Verwendung von Mikroalgen

- Mikroalgen sind heute weitgehend erforscht und konnten so für den Menschen nutzbar gemacht werden. Sie werden für eine Vielzahl verschiedener Zwecke eingesetzt.
- Manche Arten eignen sich zur biologischen Abwasserreinigung, als organischer Bodenverbesserer und zur Gewinnung von Methangas.
- Andere Mikroalgen wiederum dienen als natürliches Futtermittel oder aber als Grundstoff für die biochemische und pharmazeutische Industrie sowie als Nahrungsmittel für den Menschen.

Die Meeresalgen stehen in der Geschichte der Evolution ganz am Anfang. Mit dem Sonnenlicht als Energiequelle bauen sie aus Kohlendioxid, Wasser und den darin gelösten Mineralien organische Substanzen auf. Während dieses als Photosynthese bezeichneten Vorgangs wird Sauerstoff frei, die Grundlage allen Lebens.

## Nicht alle Mikroalgen kann man essen

Viele blaugrüne Mikroalgen können Stickstoff binden. Diese Arten sind als biologischer Dünger hervorragend geeignet, doch als Nahrungsmittel taugen sie weniger, da einige von ihnen Toxine enthalten können. Es gibt also genießbare und ungenießbare Arten, ähnlich wie bei den Pilzen und Pflanzen zu Lande. Aus diesem Grund ist der Verzehr von wild wachsenden blaugrünen Algen aus Süßwasserseen (z.B. Aphanizomenon oder AFA) nicht zu empfehlen.

## Mikroalgen als Nahrungsergänzung

Welche positiven Auswirkungen Mikroalgen auf Gesundheit und Wohlbefinden haben, wurde nicht nur von naturheilkundlich arbeitenden Ärzten, Heilpraktikern und Ernährungsfachleuten erkannt, sondern mittlerweile auch in zahlreichen wissenschaftlichen Untersuchungen belegt. Mikroalgen sind für die menschliche Ernährung vor allem als Kostergänzung interessant. Dabei spielen hauptsächlich die blaugrüne Spirulina und deren grüne Schwester Chlorella eine Rolle. Sie weisen ein besonders breites und ausgewogenes Spektrum und große Mengen von essenziellen Nährstoffen auf.

Spirulina ist ein idealer Nahrungszusatz, weil die Kombination von Nährstoffen ungewöhnlich reichhaltig ist. Besonders wertvoll ist der natürliche Zusammenhang aller Inhaltsstoffe, die nicht nur der modernen Zivilisationskost fehlen, sondern in dieser Form auch in Vollwertkost kaum vorkommen.

# Spirulina

Entwicklungsgeschichtlich betrachtet steht die Alge Spirulina an dem Gabelpunkt, an dem sich das Pflanzen- vom Tierreich trennte. Sie stellt damit die ursprünglichste Form des Lebens dar, aus der sich alle weiteren Formen entwickelt haben. So ist die Spirale denn auch das Urmuster des Kosmos, das nicht nur den winzigen Mikroorganismen, sondern ganzen Galaxien als Bauplan zugrunde liegt. Die blaugrüne Mikroalge Spirulina ist also die Urform. Sie hat weder Zellkern noch Zellwände, da in ihrer stark alkalischen Umgebung keine anderen Mikroorganismen überleben können und sie sich folglich nicht mit einer harten Schale vor Konkurrenten oder Feinden schützen muss.

## Das Nahrungsmittel der Zukunft

Spirulina ist eine spiralförmige, sehr nährstoffreiche, blaugrüne Mikroalge, die in stark alkalischen Salzseen Mittelamerikas und Ostafrikas heimisch ist. Wir haben es hier also weder mit einer Meeres- noch mit einer Süßwasseralge zu tun. Der Name »Spirulina« leitet sich vom lateinischen Wort für Spirale ab, und betrachtet man diese ungewöhnlichen Gebilde unter dem Mikroskop, so erinnert das, was sich da vor dem Auge windet, denn auch stark an winzig kleine Sprungfedern. Und ebenso wie in diesen steckt auch in Spirulina geballte Kraft: Dank ihrer einzigartigen Fähigkeit, qualitativ hochwertige Vitalstoffe auf konzentriertere und sehr viel effizientere Weise zu synthetisieren als jede andere Alge, gilt sie als das Nahrungsmittel der Zukunft schlechthin.

Die Ernährungswissenschaft hebt heute am laufenden Band die Bedeutung gerade neu entdeckter Mikronährstoffe hervor. Die Natur aber hat von Anfang an vorgesorgt und in den Mikroalgen alle lebensnotwendigen Stoffe konzentriert.

## Spirulina – das grüne Gold

Spirulina wird oft als das grüne Gold bezeichnet: Sie enthält nicht nur eine große Vielfalt von Vitalstoffen in ausgewogener Komposition, sondern ist zudem dank fehlender Zellwände besonders leicht verdaulich. Wie bereits erwähnt genügt ihr nämlich als äußere Ummantelung eine weiche Hülle, da in dem stark alkalischen Wasser, das sie zum Wachsen braucht, keine Bakterien oder andere natürliche Feinde überleben können. Gerade wegen ihrer leichten Verdaulichkeit ist Spirulina ideal für eine langfristige Nahrungsergänzung geeignet. Viele der Empfehlungen und Rezepte in diesem Buch beziehen sich daher auf diese Alge.

## Verschiedene Spirulinaarten

Es gibt 35 verschiedene Arten von Spirulina, die wild in verschiedenen Sodaseen in Mexiko und Peru, im Tschad, in Äthiopien, in Kenia sowie in anderen trockenen Zonen dieser Welt vorkommen. Da die Spiralstruktur der Alge je nach pH-Wert und Nährstoffgehalt des Wassers zu spontanen Metamorphosen neigt, könnte es sein, dass die verschiedenen Formen lediglich Varianten ein und derselben Art sind.

# Chlorella

Chlorella ist eine einzellige Grünalge. Sie verdankt ihre Färbung dem grünen Chlorophyll. Spirulina enthält in ihrer Struktur zusätzlich blaue Phykozyaninpigmente, die für ihre blaugrüne Farbe verantwortlich sind. Der Nährstoffgehalt von Chlorella ist generell etwas geringer als der von Spirulina, sie enthält jedoch mehr Vitamin C, das wiederum in Spirulina nur in Spuren nachzuweisen ist. Chlorella wird in modernen Kultivierungsbetrieben in mit Essigsäure versetztem Süßwasser gezüchtet. Essenziell für eine gute Ernte: Die Mikroalgen müssen stets unter starker Sonneneinstrahlung gehalten werden.

Nährstoffe wie Eiweiß, Fett, Kohlenhydrate, Vitamine, Enzyme, Mineralstoffe und Spurenelemente können u.a. erst durch die Tätigkeit des Chlorophylls vom Organismus verwertet werden. Da unsere tägliche Nahrung selten aus mehreren Portionen frischem Gemüse oder Obst besteht, scheint die Nahrungsergänzung mit den chlorophyllhaltigen Mikroalgen sehr sinnvoll zu sein.

## Chlorella ist nur schwer verdaulich

Im Gegensatz zu Spirulina haben sich jüngere Algen wie Chlorella von der ursprünglichen Spiralform verabschiedet und als Schutz vor Feinden die schwerer aufzuschließenden, harten Zellwände entwickelt, wie sie für das Pflanzenreich typisch sind. Diese harte Zellwand aus Zellulose ist praktisch unverdaulich. Sie kann zwar in einem mechanischen oder thermischen Verfahren aufgeschlossen werden, wird aber von manchen Menschen auf Dauer weniger gut vertragen. So kommt Chlorella für den langfristigen Verzehr oftmals nicht infrage. Aus diesem Grund sollte diese Alge als Nahrungsergänzung nur ab und zu auf Ihrem Speisezettel stehen.

## Kurmäßig entgiften mit Chlorella

Die harten Zellwände von Chlorella mögen für so manchen Magen auf Dauer hart zu knacken sein, sie schließen diese Algenart aber keineswegs von der Nutzung in Ihrer Küche aus. Aus ihrem Nachteil erwächst gleichzeitig ihr großer Vorteil: Die Zellwände verleihen Chlorella einen hohen Zelluloseanteil, der Schadstoffe im Darm bindet und so für eine zusätzliche Entgiftung sorgt. Deshalb ist diese Alge vor allem für Entschlackungskuren gut geeignet. So können Sie Ihren Körper auf ganz sanfte und natürliche Weise von seinem Ballast befreien.

# Bluegreen-Algen – umstritten

Neben Spirulina und Chlorella sind auch die so genannten Bluegreen-Algen – auch AFA (von der lateinischen Bezeichnung »Aphanizomenon flos aquae«) genannt – auf dem Markt. Sie kommen nur im Klamath Lake in Oregon vor, und die Anbieter führen als Verkaufsargument vor allem den besonders hohen Mineralstoffanteil ins Feld. Bluegreen-Algen sind jedoch nicht nur wesentlich teurer als Spirulina und Chlorella, sondern haben, wie in der amerikanischen Presse berichtet wurde, weitere gravierende Nachteile:

- Sie können nicht künstlich gezüchtet werden, und damit sind die Wachstumsbedingungen nicht kontrollierbar. Mikrobiologische Verunreinigungen können also nicht ausgeschlossen werden, zumal in der unmittelbaren Umgebung des Sees große Viehweiden liegen.
- In extrem heißen Sommern wurde im Klamath Lake wiederholt die giftige Algenart Microzytis gefunden, und eine Kontamination der Bluegreen-Ernte kann nicht ausgeschlossen werden. Microzystis kann schwere Leberschäden verursachen.
- Unter bestimmten Bedingungen kann die AFA-Alge ein gehirnschädigendes Toxin, das so genannte Anatoxin-A, produzieren.

**Bluegreen-Algen sind nicht unumstritten. Aus diesem Grund wurden die Bluegreens – auch AFA genannt – in den nachstehenden Empfehlungen nicht berücksichtigt.**

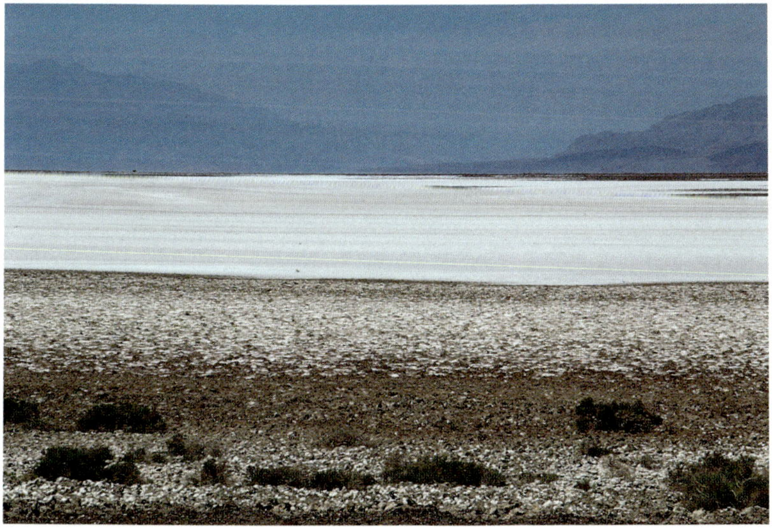

*Im Gegensatz zur Chlorellaalge, die ausschließlich in Süßwasser wächst, gedeiht Spirulina in sodahaltigen Salzseen, in denen kaum ein anderer Mikroorganismus überleben kann.*

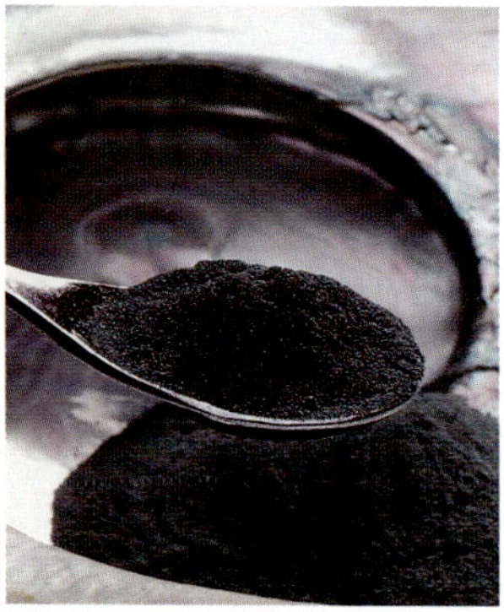

*Bereits geringe Mengen an Mikroalgen versorgen den Körper mit vielen wichtigen Mineralien und Spurenelementen.*

Spirulina kann bis zu 65 Prozent Eiweiß enthalten, mit allen acht essenziellen Aminosäuren. Das ist ganz besonders wichtig für Vegetarier, Rekonvaleszenten, Kinder im Wachstum, ältere Menschen sowie Frauen während der Schwangerschaft.

# Was in Mikroalgen so alles steckt

Gerade der Einfachheit ihrer Struktur verdanken Mikroalgen ihre Effizienz. Es gibt weder aufwändige Sonderfunktionen noch Energieverluste. Die ganze Aktivität des Mikroorganismus ist auf eine einzige Aufgabe gerichtet: Licht in Nährstoffe umwandeln. Es gibt keine Pflanze, in der diese in so reiner und konzentrierter Form vorkommen.

### Mikroalgen liefern pure Energie

Wenn Sie neben Obst, Gemüse und Getreide eine regelmäßige Nahrungsergänzung mit Mikroalgen einplanen, gibt es keinen Mangel an Eiweiß, Mineralstoffen und Vitaminen. So enthält die Mikroalge Spirulina beispielsweise 14-mal mehr Beta-Karotin als Möhren und dreimal so viel Eiweiß wie Rindfleisch. Selbst das nach landläufiger Meinung nur im Fleisch enthaltene Vitamin B12 kann in Spirulina nachgewiesen werden. Übrigens: Auch in den Makroalgen Nori, Wakame und Kombu sind Spuren davon zu finden.

## Spirulina – der Eiweißgigant

Als Ursubstanz des Pflanzenreichs weisen Spirulinaalgen eine einfache Struktur auf. Sie haben kaum stärkespeichernde Zellen und eine geringe Zellmembranverzweigung, dafür aber einen um so größeren Anteil von Ribosomen, jenen Zellkörpern, die für die Produktion von Eiweißen zuständig sind. So sind sie mit einem Eiweißgehalt von etwa 60 Prozent (je nach Wachstumsbedingungen) absoluter Spitzenreiter unter den Proteinlieferanten. Sogar die bisher führende Eiweißpflanze Soja und das angeblich so eiweißreiche Rindfleisch werden bei weitem übertroffen.

## Essenzielle Aminosäuren

Spirulinaeiweiß hat eine für die menschliche Ernährung besonders vorteilhafte Zusammensetzung. Es enthält alle acht so genannten essenziellen (also unbedingt lebensnotwendigen) sowie zehn weitere Aminosäuren. Darunter sind vor allem solche, die bei der Linderung von Stresserscheinungen eine wichtige Rolle spielen: Leuzin, Isoleuzin sowie das zudem für den Blutbildungsprozess so wichtige Valin. Die Eiweiße der meisten anderen Pflanzen sind biologisch nicht so vollwertig, da ihnen in der Regel eine oder zwei der Aminosäuren fehlen. Es nützt nichts, fehlende Proteinbausteine bei nächster Gelegenheit nachzureichen, denn leider kann der Körper die bereits aufgenommenen nicht speichern: Er braucht sie alle auf einmal, um die physische Regeneration und Aufrechterhaltung der Körperfunktionen gewährleisten zu können.

Die in den Mikroalgen enthaltenen Nährstoffe, allen voran der hohe Eiweißgehalt, könnten durchaus dazu beitragen, in Zukunft das Welternährungsproblem zu verringern. Der Eiweißgehalt der Algen ist noch weitaus höher als der von Sojabohnen. Um die gleiche Menge an Eiweiß zu liefern, brauchen Tiere erst einmal ein Vielfaches davon an Futter.

## Pflanzliches Eiweiß ist gesünder

Dass pflanzliches Eiweiß wesentlich gesünder ist als tierisches, wurde bereits in den vierziger Jahren in den USA nachgewiesen: Ratten wurden bei mäßiger pflanzlicher Ernährung doppelt so alt wie bei Fütterung mit reichlich tierischem Eiweiß. Zudem stellt die Eiweißversorgung mit Fleisch eine Verschleuderung wertvoller Ressourcen dar, denn von den notwendigen Mengen proteinreichen pflanzlichen Tierfutters könnte ein großer Teil der hungernden Weltbevölkerung leben. Dass pflanzliches Protein nicht gleich pflanzliches Protein ist, liegt an der unterschiedlichen Verdaulichkeit. So ist das Spirulinaprotein fünfmal leichter aufzuschließen als das Eiweiß der Sojabohne.

### Eiweißgehaltvergleich

| | | | |
|---|---|---|---|
| Spirulina | 60–65 % | Fisch | 20 % |
| Chlorella | 50 % | Rindfleisch | 18–20 % |
| Sojabohnen | 33–39 % | Weizen | 6–10 % |
| Eier | 10–25 % | Reis | 7 % |

Die Zusatzernährung mit Spirulina ergänzt Ihren Speiseplan um das komplette Aminosäurenprofil. Das macht die Verwertung des übrigen Eiweißgehalts einer Mahlzeit in vielen Fällen erst möglich – auf die Mischung kommt es an.

## Essenzielle Aminosäuren im Detail

### Isoleuzin

Isoleuzin sorgt für optimales Wachstum und für die Entwicklung der Intelligenz. Außerdem ist diese Aminosäure für die Aufrechterhaltung des Stickstoffhaushalts im Körper verantwortlich.

### Leuzin

Leuzin regt die Gehirnfunktion an. Körperliche Erschöpfungszustände werden leichter überwunden, denn Leuzin steigert die Muskelenergie.

### Lysin

Lysin ist ein Baustein der Antikörper im Blut, stärkt den Kreislauf und sorgt für ein normales Zellwachstum.

### Methionin

Methionin ist für den Lipidstoffwechsel und die Gesunderhaltung der Leber zuständig.

### Phenylalanin

Phenylalanin wird zur Produktion des Schilddrüsenhormons Thyroxin benötigt, das die Stoffwechseltätigkeit anregt.

### Threonin

Threonin unterstützt die Darmtätigkeit und fördert die Verdauung.

### Tryptophan

Tryptophan verbessert die Verwertbarkeit von Vitaminen der B-Gruppe. Diese Aminosäure sorgt außerdem auch für eine geistige Ausgeglichenheit: Sie stärkt die Nerven und wirkt Stimmungsschwankungen entgegen.

### Valin

Valin sorgt für mehr geistige Frische und eine bessere Koordination der Muskulatur.

## Nicht essenzielle Aminosäuren

Neben den acht essenziellen enthält Spirulina auch zehn von insgesamt 17 nicht essenziellen Aminosäuren. Nicht essenziell bedeutet, dass der Körper sie gegebenenfalls selbst erzeugen kann, wenn ihm über die Nahrung die geeigneten Baustoffe dafür zugeführt werden. Dennoch ist es besser, wenn sie direkt zur Verfügung gestellt werden. Schließlich müssen ja alle Aminosäuren gleichzeitig im Körper vorhanden sein, um eine reibungslose Produktion von Enzymen, Proteinen, Botenstoffen und anderen Stoffwechselprodukten durch die Zellen zu ermöglichen.

**Da der Zellmantel der Mikroalgen aus komplexen Kohlenhydraten besteht, kann der menschliche Organismus den in ihnen enthaltenen Nährstoffreichtum besonders leicht aufnehmen und verwerten.**

## Nicht essenzielle Aminosäuren im Detail

### Alanin

Alanin stärkt die Zellwände und ist wichtig für die Eiweißproduktion.

### Arginin

Arginin ist wichtig für die männliche Zeugungskraft, da 80 Prozent der Samenflüssigkeit aus Arginin besteht. Arginin wirkt außerdem blutreinigend. Für Säuglinge ist diese Aminosäure essenziell.

### Asparaginsäure

Asparaginsäure unterstützt die Umwandlung von Kohlenhydraten in Zellenergie.

### Glutaminsäure

Glutaminsäure ist eine der wichtigsten Energiequellen für die Gehirnzellen. Sie wird auch mit Erfolg bei der Suchtentwöhnung eingesetzt, da sie das Verlangen nach Alkohol dämpft. Die Säure stabilisiert zudem die mentale Verfassung und steigert die Konzentrationsfähigkeit.

### Glyzin

Glyzin versorgt die Zellen mit Energie und erhöht die Verfügbarkeit von Sauerstoff.

Das rein pflanzliche Eiweiß in den Mikroalgen belastet den Körper nicht mit Cholesterin wie beispielsweise das Eiweiß in Hühnereiern. Untersuchungsergebnisse lassen darauf schließen, dass die regelmäßige Einnahme von Mikroalgen Cholesterinwerte senken kann.

### Histidin

Histidin stärkt die Nervenverbindungen, vor allem in den Hörorganen. Bei manchen Fällen von Taubheit lässt sich durch die Verabreichung von Histidin eine Besserung erzielen.

### Prolin

Prolin ist eine Vorstufe der Glutaminsäure, wichtig für die Eiweißproduktion.

### Serin

Serin ist wichtig für den fetthaltigen Schutzmantel von Nervenfasern.

### Tyrosin

Tyrosin verlangsamt die Zellalterung und dämpft die Hungerzentren im Hypothalamus. Es spielt eine Rolle bei der natürlichen Haar- und Hautfärbung und verringert die Sonnenbrandneigung.

### Zystin

Zystin hält die Bauchspeicheldrüse gesund und stabilisiert damit den Blutzucker- und Kohlenhydratstoffwechsel.

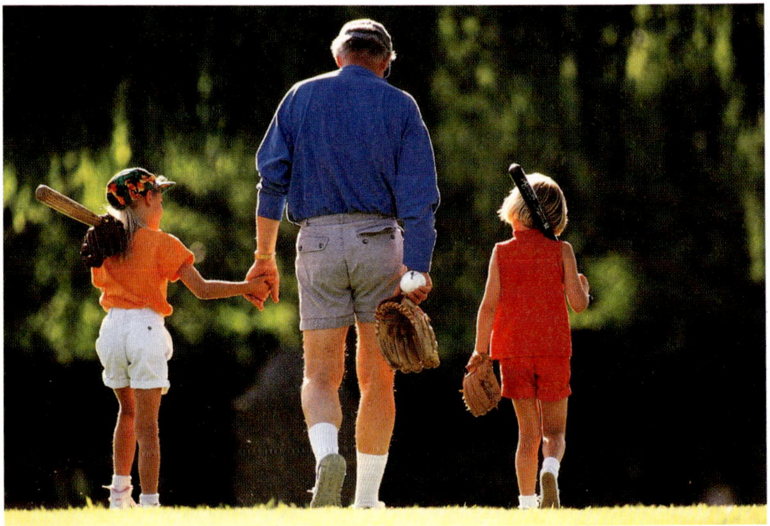

*Ob für Kinder, Erwachsene oder Senioren – die blaugrünen Algen halten den Organismus in Schwung und verhelfen zu mehr Vitalität und Lebensfreude.*

# Fit mit Mineralstoffen

Vielleicht haben Sie auch schon einmal synthetische Vitamin- und Mineralstoffpräparate eingenommen und sich gewundert, dass die erwünschte Wirkung ausblieb. Dies liegt daran, dass der Körper mit vielen nicht organischen Substanzen nichts anzufangen weiß, weil er sie einfach nicht erkennt oder diese disharmonisch zusammengestellt sind. Darüber hinaus mehren sich die Beweise dafür, dass synthetische Mineralien die Aufnahme von organischen Substanzen blockieren und es damit letztendlich zu Mineralstoffmangel kommen kann.

## Die Kraft aus dem Wasser

Das Wasser, in dem Spirulina gedeiht, ist außerordentlich reich an Mineralien, die neben verschiedenen daraus entstehenden Derivaten in die Zellen aufgenommen und dort als natürliche, organische Strukturen eingelagert werden. Im Gegensatz zu synthetischen Präparaten können sie vom Körper leicht resorbiert werden.

## Kalziumzufuhr durch Spirulina

Neben vielen anderen Mineralstoffen enthält Spirulina reichlich Kalzium. Dieses im Körper in der höchsten Konzentration vorkommende Mineral hat eine wichtige Funktion bei der Weiterleitung von Nervenreizen an die Muskulatur. Ganz besonders wichtig ist Kalzium für die Gesundheit von Knochen und Zähnen. Und weil es ein wichtiger Knochenbaustein ist, spielt dieses Mineral gerade in der Kinderernährung eine zentrale Rolle. Aber auch für Erwachsene ist es unverzichtbar, will man nicht an Osteoporose erkranken. Diese Krankheit entsteht durch Kalziumentzug aus den Knochen und gilt heute als eine der Volkskrankheiten. Zur Vorbeugung wird immer wieder das Trinken von Milch empfohlen. Interessanterweise sind es aber gerade die Länder mit dem weltweit höchsten Milchverzehr wie die USA, Finnland, Deutschland und die Schweiz, die die höchste Osteoporoserate zu verzeichnen haben. Warum?

Kalzium wird für die Bildung von Knochen und Zahnsubstanz benötigt. Ohne Kalzium funktioniert die Blutgerinnung nicht, es ist an der Erregbarkeit von Nerven und Muskeln beteiligt und gilt als Aktivator bestimmter Enzyme. Mangel an diesem Mineralstoff führt u.a. zu Rachitis, Osteoporose und erhöhter Erregbarkeit des Nervensystems.

## Milch auf dem Prüfstand

Kuhmilch enthält neben Kalzium große Mengen an Phosphaten und das für den Menschen artfremde Kaseineiweiß. Unter dem Einfluss der menschlichen Magensäure kommt es zu chemischen Reaktionen, die 50 bis 70 Prozent des in der Milch enthaltenen Kalziums binden und daher unresorbierbar machen. Da bleibt von dem viel beschworenen Kalziumreichtum der Milch natürlich nicht mehr viel übrig. Aber damit nicht genug: Das Kaseineiweiß führt zudem dazu, dass der Körper große Mengen Kalzium über den Urin ausscheidet, mehr sogar, als die Milch dem Körper zuführt. Da Milch und Milchprodukte – außer Butter und Sahne – neben Kalzium auch viel Kaseineiweiß enthalten, sind sie eben keine Kalziumlieferanten, sondern Kalziumräuber. Hunderte von wissenschaftlichen Studien haben dieses Phänomen belegt: Werden dem Körper große Mengen Kaseineiweiß zugeführt, so verliert er dadurch mehr Kalzium, als er mit der Nahrung zugeführt bekommt, wie hoch die Zufuhr auch sein mag.

Eine echte Alternative zu Kuhmilch bietet die Mikroalge Spirulina. Gerade für diejenigen, die an einer Milchallergie leiden, hält Spirulina viele wertvolle Nährstoffe – vor allem hochwertiges Eiweiß – parat. Eine weitere Alternative zu Kuhmilch ist übrigens auch die oft besser verträgliche Ziegenmilch.

## Spirulina statt Kuhmilch

Gerade auch in dieser Hinsicht kann Spirulina einen wertvollen Beitrag zur Gesunderhaltung des Körpers leisten, denn sie enthält kein Kaseineiweiß, sondern das wesentlich besser verträgliche pflanzliche Eiweiß. Zudem liefert die Mikroalge ebenso viel Kalzium wie die zu Unrecht so hoch gepriesene Milch. Probieren Sie's aus: Legen Sie ab und zu einen milchfreien Tag ein, und bringen Sie stattdessen öfter mal Gerichte mit Spirulina auf den Tisch. Sie werden sehen, wie bekömmlich das Eiweiß aus den kleinen Algen ist.

## Mineralien und Spurenelemente in Spirulina

### Eisen

Eisen ist wichtig für die Bildung von Hämoglobin, dem Sauerstoff tragenden Farbstoff der gesunden roten Blutkörperchen. Eisenmangel ist besonders bei Frauen im gebärfähigen Alter weit verbreitet.

## Kalium

Kalium ist ein wichtiges Mineral, das den Elektrolythaushalt des Körpers im Gleichgewicht hält. Ein Defizit an Kalium kann zu Bluthochdruck und Muskelermüdung, im schlimmsten Fall sogar zu Nierenversagen und Herzstillstand führen.

## Magnesium

Magnesium verbessert die Assimilation von Eiweiß, Vitamin C und den Vitaminen der B-Gruppe. Magnesiummangel kann Muskelkrämpfe und letztendlich auch Herzrhythmusstörungen hervorrufen.

## Mangan

Mangan aktiviert gemeinsam mit Zink das enzymatische System. Es stärkt außerdem die Funktion der Neurotransmitter und wirkt stabilisierend auf den Blutzucker.

## Phosphor

Nach Kalzium ist Phosphor das im menschlichen Körper am häufigsten anzutreffende Mineral; es ist praktisch in jeder Zelle vorhanden. Gemeinsam mit Kalzium sorgt es für die Aufrechterhaltung der Knochendichte. Außerdem wird es zur Verdauung von Kohlenhydraten und der Assimilation der B-Vitamine Niazin und Riboflavin gebraucht.

## Selen

Selen wurde ursprünglich für ein toxisches Schwermetall gehalten, doch heute hat man seine Bedeutung für die Gesundheit erkannt. Es verzögert Alterungs- und Oxidationsprozesse, fängt die so genannten freien Radikale, vermindert die toxische Wirkung von Karzinogenen (Krebs erregenden Stoffen) und stärkt das Herz.

## Zink

Zink wird für über 30 lebensnotwendige enzymatische Reaktionen gebraucht, die sich massiv auf die geistige Gesundheit, die Hautbeschaffenheit, die Funktion der Prostata und die Selbstheilungskräfte auswirken.

Mikroalgen sind außerordentlich gehaltvoll an Mineralien und Spurenelementen, die für ein starkes Immunsystem – und damit für den Erhalt der Gesundheit – unerlässlich sind. Die Verwertbarkeit natürlicher Mineralstoffe ist wesentlich höher als die von künstlichen Mineralstoffpräparaten.

# Vitaminschub durch Spirulina

Neben vielen Vitaminen enthält Spirulina eine beachtliche Menge an so genannten Karotinoiden, vor allem Beta-Karotin, den Grundstoff, aus dem der Körper das für die Augen und die Haut so wichtige Vitamin A bilden kann. Zum Vergleich: Die Mikroalge liefert 14-mal mehr Beta-Karotin als Möhren, die nach der landläufigen Meinung als Superstars unter den natürlichen Beta-Karotin-Lieferanten gelten! Synthetische Vitamin-A-Präparate sind in Verruf geraten, da Vitamin A fettlöslich ist und bei Überdosierung vom Körper nicht ohne weiteres ausgeschieden werden kann. Führt man dem Körper zu viel davon zu, kann es zu Schmerzen, Schwindel und Erbrechen kommen. Das in pflanzlicher Nahrung – also auch in Mikroalgen – enthaltene orangegelbe Hautschutzpigment Beta-Karotin hingegen ist eine Vorstufe des Vitamin A und wird nur dann umgewandelt, wenn der Körper es braucht. Eine Überdosierung und Belastung ist damit ausgeschlossen.

Spirulina liefert die heute so gefragten B-Vitamine, einschließlich dem seltenen Vitamin B12, sowie Antioxidanzien und sekundäre Pflanzenstoffe wie z. B. Beta-Karotin. Dieses, eine Vorstufe des Vitamin A, gilt selbst in hohen Dosen als ungefährlich und ist auch für Schwangere und Genesende unbedenklich.

## So viel Vitamine stecken in Spirulina

### Biotin

Biotin (früher Vitamin H genannt) ist ein Enzym, das für den Kohlenhydratstoffwechsel von Bedeutung ist. Es wirkt auch bei der Assimilation bestimmter anderer Vitamine der B-Gruppe als Koenzym. Biotin wird durch den Verzehr von rohem Eiweiß zerstört.

### Folsäure

Dieses B-Vitamin spielt bei der Hämoglobinbildung in den roten Blutkörperchen eine wichtige Rolle. Ein Folsäuredefizit führt zu Anämie, Wachstumsproblemen, Pigmentierungsstörungen der Haut und einem vorzeitigen Ergrauen der Haare.

### Inosit

Inosit ist ein lebenswichtiger lipotroper Nährstoff, der für die Funktion der Leber und die Eliminierung von Karzinogenen – insbesondere überschüssigen weiblichen Hormonen – von Bedeutung ist. Gemeinsam mit Cholin wird Inosit zur Bildung von Lezithin in der Leber benötigt. Nach der Nikotinsäure ist es das im Körper in der höchsten Konzentration vorkommende Vitamin. Neueste Forschungen haben ergeben, dass Inosit gemeinsam mit Biotin außerdem Haarausfall entgegenwirkt.

### Nikotinsäure (Niazin, Nikotinsäureamid)

Nikotinsäure senkt anerkanntermaßen den Cholesterinspiegel. Außerdem hat diese Säure eine wichtige Funktion für die geistige Gesundheit. Sogar in der Psychatrie wird Nikotinsäure eingesetzt: So konnte Dr. Abram Hoffer, ein namhafter Pionier der orthomolekularen Psychiatrie, mit Hilfe von Nikotinsäure erstaunliche Erfolge bei der Behandlung von Schizophreniepatienten erzielen.

Mikroalgen liefern Vegetariern Nährstoffe, die bei einer fleischlosen Ernährung oft zu kurz kommen, wie z. B. besonders gut verwertbares Eisen und Vitamin B12. Da diese Nährstoffe relativ stabil sind, bleiben sie auch in erhitzten Speisen für den Organismus erhalten.

### Pantothensäure

Pantothensäure (Vitamin B5) gilt als »Stressvitamin«, da es neben Cholesterol und Vitamin C von den Adrenalindrüsen zur Erzeugung von Kortison und Steroiden benötigt wird, die bei körperlicher und geistiger Belastung ausgeschüttet werden. Führt man dem Körper zu wenig Pantothensäure zu, tritt eine allgemeine Erhöhung der Allergieneigung und Infektionsanfälligkeit auf. Ein Pantothensäuredefizit leistet damit degenerativen Erkrankungen wie Arthritis, rheumatischen Beschwerden aber auch Geschwüren und Hypoglykämie Vorschub.

### Vitamin B6

Vitamin B6 (Pyridoxin) spielt eine Rolle bei der Aufschließung und Assimilation von Eiweißen. Es stärkt das Herz, wirkt Ödemen entgegen und stabilisiert den weiblichen Hormonhaushalt. Dr. Carl Pfeiffer hat den Nachweis erbracht, dass Vitamin B6 in Kombination mit Zink bestimmte Formen der Schizophrenie heilen kann.

### Vitamin B2

Mangelzustände von Vitamin B2 (Riboflavin) kommen relativ häufig vor und können sich in Sehstörungen, tränenden Augen, Ekzemen und sogar in grauem Star äußern.

### Vitamin B1

Vitamin B1 (Thiamin) spielt als Koenzym im Kohlenhydratstoffwechsel eine wichtige Rolle und hält den Blutzuckerspiegel stabil. Ein Mangel an Thiamin führt zu Schwächezuständen, Herzstörungen und einer unzureichenden Versorgung der Zellen mit Sauerstoff. Extreme Mangelzustände sind lebensbedrohlich, denn dann wird der Organismus von nicht verstoffwechselten Kohlenhydraten überschwemmt.

Planen Sie außer Spirulina auf Ihrem Speisezettel vor jeder enzymarmen, gekochten Speise eine Portion Rohkostgemüse oder Salat ein, so ist schon viel gewonnen. Eine wertvolle Verdauungshilfe leisten auch enzymreiche frische Kräuter, die übers Essen gestreut werden. Wenn auch die frische Variante stets die beste ist, können sich Eilige hier auch gut mit gebrauchsfertigen Kräutermischungen aus der Tiefkühltruhe behelfen.

### Vitamin E

Vitamin E (Tokopherole) stärkt das Herz und die Gefäße, sorgt für die Versorgung der Zellen mit Sauerstoff und verzögert den Alterungsprozess. Spirulina enthält mehr Vitamin E als Weizenkeime!

### Vitamin B12

Ein Mangel an diesem in pflanzlicher Kost ausgesprochen raren Vitamin kann zu perniziöser Anämie, Nervendegeneration, vorzeitigem Altern, extremer Müdigkeit und geistiger Verwirrung führen.

## Ohne Enzyme läuft nichts

Wir müssten ersticken, verdursten oder verhungern, wenn nicht ständig Unzählige dieser so genannten Biokatalysatoren in unserem Körper und in unseren Organen am Werk wären. So spielen die Enzyme auch eine zentrale Rolle beim Verdauungsprozess. Sie tragen zur Aufspaltung komplexer Nahrungsmoleküle bei, damit diese von den Magen-, Gallen- und Bauchspeicheldrüsensäften weiterverarbeitet werden können. Vor diesem Hintergrund wird deutlich, wie sehr es auf den Verzehr enzymreicher Kost ankommt. Bringt nämlich die Nahrung eine ausreichende Menge dieser Stoffwechselkatalysatoren mit, so verdaut sie sich quasi von allein und schont damit den körpereigenen Vorrat. Spirulina und Chlorella werden in der Regel so schonend verarbeitet, dass sowohl im Pulver als auch in den Tabletten noch reichlich Enzyme vorhanden sind. In dieser Hinsicht sind Mikroalgen ein Lebensspender der besonderen Art.

## Chlorophyll – das grüne Blut

Grünpflanzen – und damit auch die Mikroalgen – haben eines gemeinsam: Sie enthalten Chlorophyll, einen für seine reinigende und entgiftende Wirkung bekannten Farbstoff. Dieser wird manchmal auch grünes Blut genannt, weil er dem Hämoglobinmolekül des menschlichen Bluts sehr ähnlich ist. Das in Mikroalgen enthaltene Chlorophyll hat ein Magnesiumion in seinem Kern, das ihm die grüne Farbe verleiht, während Hämoglobin auf Eisen aufgebaut und damit rot ist. Die positive Wirkung von Mikroalgen auf Blutmangelerkrankungen (Anämie) wird auf eben diese Ähnlichkeit zwischen Chlorophyll und Hämoglobin sowie ihren hohen Anteil an bioverfügbarem Eisen zurückgeführt. Spirulina enthält ein Prozent Chlorophyll und hat den höchsten Anteil an Chlorophyll-A, der je in der Natur gemessen wurde. Chlorella erreicht zwei bis drei Prozent, und zwar überwiegend in Form von Chlorophyll-B. Von seiner Art her ist das in Mikroalgen enthaltene Chlorophyll identisch mit dem in unseren gewohnten Nahrungspflanzen. Selbst wer noch nie zuvor Spirulina oder Chlorella genommen hat, führt seinem Körper also nichts Ungewohntes oder Exotisches zu.

Sekundäre Pflanzenstoffe wie Chlorophyll und Phykozyanin – auch Phytowirkstoffe genannt – kommen sonst nur in wenigen Gemüsen, z. B. in Brokkoli, in hoher Konzentration vor. Sie spielen dank ihrer stärkenden Wirkung auf das Immunsystem eine wichtige Rolle bei der Krankheitsvorbeugung.

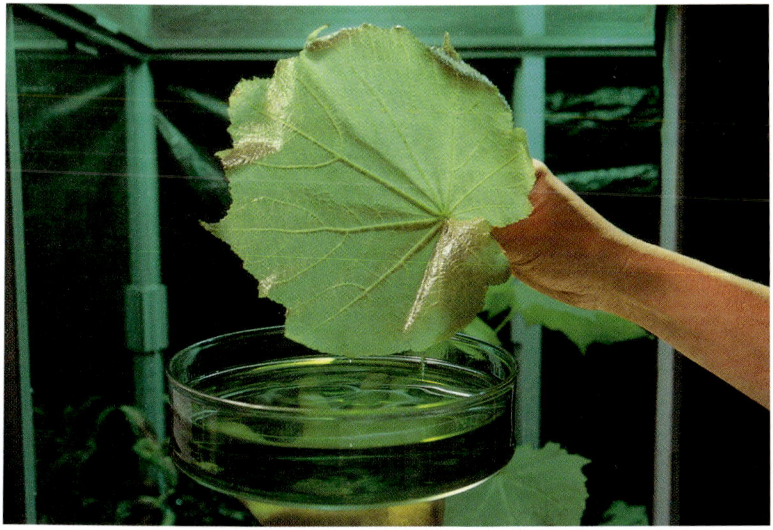

*Chlorophyll ist der grüne Farbstoff, der für die Photosynthese der Pflanzen unentbehrlich ist. Durch ihn kann das Licht in Nährstoffe umgewandelt werden.*

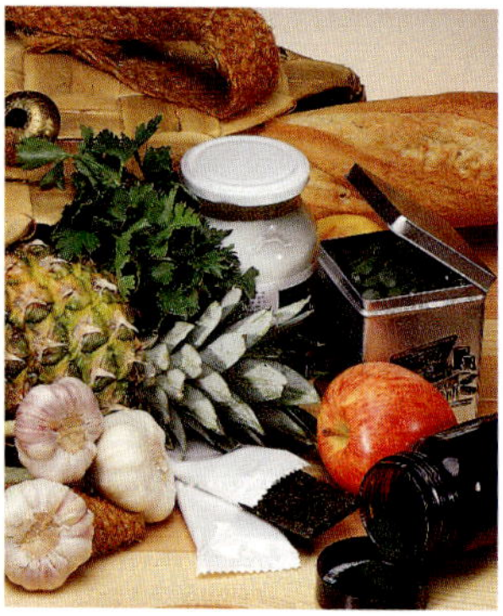

*Die ausgezeichnete Nährstoffkombination macht Spirulina und Chlorella zu wertvollen Nahrungsergänzungen.*

Spirulina erhalten Sie als getrocknetes Pulver, als Tabletten oder in Form von Flocken, die Sie über jede Mahlzeit streuen können. Für unterwegs empfehlen sich am ehesten die Tabletten. Deren geringfügig niedrigere Nährstoffkonzentration lässt sich durch die entsprechende Dosierung ausgleichen.

# Kleiner Einkaufsberater

Nachdem die Vorzüge der grünen oder blaugrünen Winzlinge auf den vorangegangenen Seiten ausführlich behandelt wurden, stellt sich die Frage, wo man hochwertige Spirulina und Chlorella bekommt und was beim Kauf zu beachten ist. Anbieter gibt es mittlerweile mehrere auf dem deutschen Markt, und viele Apotheken, Reformhäuser und Bioläden haben inzwischen Mikroalgen im Sortiment. Auch auf Gesundheitsmessen wird mit entsprechenden Produkten geworben, und so hat man als Käufer wirklich die Qual der Wahl. Gibt es tatsächlich Qualitätsunterschiede? Und wenn ja, wie kann man herausfinden, welches Erzeugnis das beste ist? Sich blind auf die Informationen in aufwändigen Hochglanzprospekten zu verlassen, ist sicher nicht sinnvoll. Und der Preis – egal, ob nun besonders niedrig oder besonders hoch – ist auch kein zuverlässiges Kriterium, wenngleich von Billigprodukten in der Regel abzuraten ist.

## So finden Sie die beste Qualität

### Spezialisten liefern gute Ware

Die qualitativ hochwertigsten Produkte bieten in der Regel die Spezialisten unter den Mikroalgenvertreibern an. Also jene Firmen, die sich seit Jahrzehnten mit Spirulina und Chlorella befasst haben und somit auf einen reichen Erfahrungsschatz zurückgreifen können. Die Qualität ihrer Ware liegt diesen Anbietern besonders am Herzen, und sie beziehen sie in der Regel von ein und demselben Hersteller, der ihnen gleichbleibende optimale Anbaubedingungen garantiert. Der sorgfältige Umgang mit den Algen hat natürlich seinen Preis. Für große Firmen hingegen sind Mikroalgen ein Erzeugnis unter vielen. Ihnen geht es in

### Erkennungstest

Um die Qualität von Spirulina und Chlorella zu prüfen, lassen Sie sich am besten vor dem Kauf von mehreren Anbietern Probepackungen geben oder schicken. Damit machen Sie folgenden Test:

- Rühren Sie einen Esslöffel Pulver oder ein paar zerstoßene Tabletten in ein Glas kaltes Wasser ein.
- Lassen Sie die Mischung über Nacht stehen.
- Der nächste Morgen bringt die Qualität an den Tag: Hochwertige, reine Algen riechen frisch und grasig – minderwertige stinken geradezu widerlich!

erster Linie darum, den Preis möglichst niedrig zu halten, und so kaufen sie meist dort ein, wo es gerade am günstigsten ist – da kann es schon einmal vorkommen, dass die Qualität unterschiedlich ist. Am Aussehen des grünen Pulvers lässt sich das nachher kaum erkennen.

## Verschiedene Qualitätskriterien

- Dass sich die Qualität des Wassers im Zuchtbecken direkt auf die Qualität der Algen auswirkt, liegt auf der Hand, denn Schwermetalle und Pestizide werden von den Mikroorganismen ebenso aufgenommen wie die im Wasser enthaltenen Mineralien und Spurenelemente. Hier lohnt sich auf jeden Fall ein Blick in die Produktinformation.
- Auch auf den Aschegehalt sollten Sie achten: Der sollte bei höchstens sieben bis acht Prozent liegen, denn alles, was darüber hinaus geht, belastet die Nieren.
- Manche Hersteller strecken das wertvolle Algenpulver mit Stärke, Apfelpektin oder anderen preiswerten Füllstoffen. Solche Produkte sollten Sie lieber im Regal stehen lassen.
- Es ist interessant zu wissen, dass nicht alle Anbieter ihre Hausaufgaben machen: Laboranalysen sind teuer, und so schreiben viele nur ab, was sie bei anderen gelesen haben. Finden Sie im Prospekt einer Firma also Hinweise auf eigene Analysen, so ist das immer ein gutes Zeichen.

Unterschiede lassen sich oft schon an der Farbe des Präparats sowie an deren Intensität erkennen. Spricht eine braungrüne Färbung für einen höheren Gehalt der Mikroalgen an Beta-Karotin, so ist die eher blaugrüne Farbe ein Hinweis auf einen hohen Anteil an Phykozyanin, dem natürlichen blauen Farbstoff in Spirulina. Weiße Einsprengsel lassen auf den Zusatz von Füllmitteln oder von anderen Stoffen schließen. Je reiner Spirulina verzehrt wird, desto besser.

# Auf die Verpackung kommt es an

## Mikroalgen mögen's dunkel

Bis zur Ernte brauchen die grünen und blaugrünen Mikroorganismen jede Menge Licht – nach der Ernte aber sollten sie möglichst wenig davon abbekommen. Lichtundurchlässiges Glas oder Blech ist da der beste Schutz. Deshalb werden Mikroalgen in der Regel in dunklen, lichtgeschützten Glas- und Blechbehältern angeboten.

Manche Anbieter haben sogar praktische, handliche Reisepackungen im Programm. Sie sorgen auch unterwegs für rundum guten Schutz ihrer Mikroalgenprodukte vor Licht und Feuchtigkeit.

## Hände weg von Kunststoff

Manchmal werden Mikroalgen auch in Kunststoffdosen verkauft. In Plastikverpackungen aber leiden die wertvollen Inhaltsstoffe, denn Sauerstoff ist ein sehr kleines Molekül, das einfach durch den Kunststoff »hindurchschlüpft«. Zu erkennen ist dies in erster Linie an einer Farbveränderung: Baut sich das Chlorophyll nämlich ab, so verliert das Grün an Intensität. Doch nicht nur das Chlorophyll nimmt Schaden: Binnen 30 Tagen Lagerung in der Kunststoffdose haben sich fast 50 Prozent des natürlichen Beta-Karotins in nichts aufgelöst. Verdorben sind die Algen dann zwar nicht, doch sie haben einiges an Vitalkraft eingebüßt.

## So lagern Sie die Algen richtig

Im verschlossenen, nicht angebrochenen Behälter sind Mikroalgen im Prinzip unbegrenzt haltbar. Und bewahrt man diesen nicht auf dem Fensterbrett in praller Sonne, sondern lichtgeschützt auf, so bleiben die im Pulver oder in den Tabletten enthaltenen Vitalstoffe auch nach Anbruch über lange Zeit hinweg erhalten. Die größten Feinde von Spirulina sind Licht und Feuchtigkeit. Sie sollten daher darauf achten, das Glas nach dem Verbrauch sofort wieder zu verschließen und nicht in der prallen Sonne stehen zu lassen. Der beste Lagerplatz für Mikroalgen ist der Kühlschrank, eine dunkle und kühle Vorratskammer oder zumindest ein geschlossener Küchenschrank.

## Darreichungsformen

Mikroalgen sind in folgenden fertigen Gebrauchspackungen im Handel erhältlich: Spirulina wird als Pulver, in Tablettenform, als Kapseln und als Bestandteil von Schönheitspflegeprodukten angeboten. Chlorella gibt es als Pulver und in Tablettenform. Mikroalgenpulver ist nicht etwa gemahlen. Vielmehr handelt es sich um unzählige winzige Einzelorganismen, die mit extrem engmaschigen Sieben aus dem Wasser gefischt und anschließend sprühgetrocknet werden. Was zurückbleibt, ist ein staubfeines, dunkelgrünes Pulver.

## Mikroalgen auf Vorrat?

Kaufen Sie ruhig auf Vorrat ein. Die gute Lagerfähigkeit, der hohe Nährstoffgehalt und die ausgezeichnete Verdaulichkeit von Spirulina machen diese zu einem idealen Notvorrat. Bei der Einlagerung von größeren Mengen sollte man jedoch unbedingt darauf achten, die Algen turnusmäßig durch neue zu ersetzen. Weitere Vorteile von Großpackungen: Sie sind wesentlich preiswerter als die kleinen und belasten die Umwelt nicht unnötig mit Müll.

Aufgrund der außergewöhnlich hohen Verwertbarkeit der in den Mikroalgen enthaltenen Nährstoffe, scheinen sich die therapeutischen Erfolge schon bei einer Tagesdosis von etwa drei Gramm einzustellen. Diese Dosis kann unbedenklich erhöht werden.

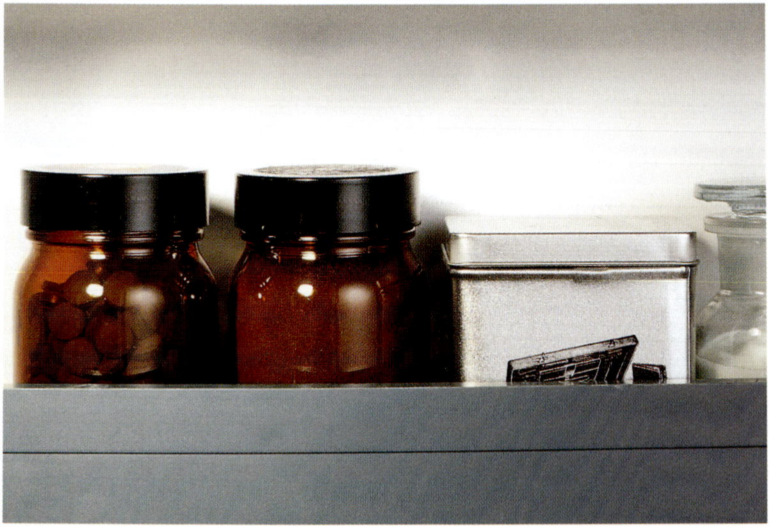

*Vernünftig gelagert lassen sich die verschiedenen Algenpräperate auch längerfristig aufbewahren. Achten Sie dabei vor allem auf trockene und kühle Lagerbedingungen für die luftdicht verschlossenen Produkte.*

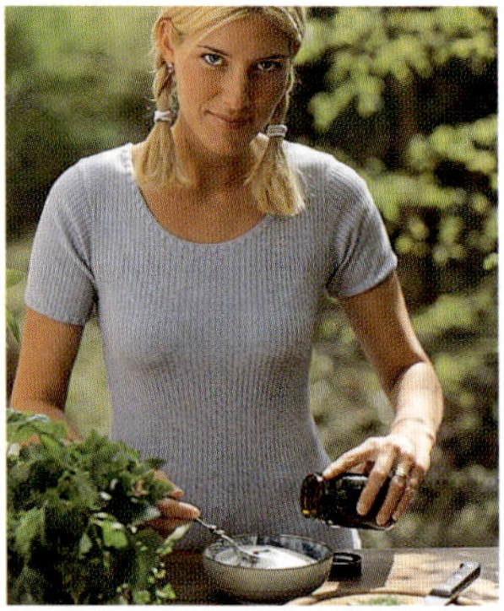

*Mikroalgen lassen sich problemlos in die bewusste Ernährung integrieren.*

Das Haupteinsatzgebiet von Mikroalgen liegt in erster Linie in der Nahrungsergänzung und -aufwertung. Darüber hinaus lässt sich damit auch bei manchen Krankheitsbildern, die auf eine Unterversorgung mit Vitalstoffen zurückzuführen sind – wie z. B. einige Erschöpfungsformen –, deutliche Besserungen erzielen.

# Mikroalgen und Ernährung

Je weiter oben in der Nahrungskette ein Lebensmittel angeordnet ist, desto mehr ist es mit Schadstoffen belastet: Mit jedem Grashalm, den eine Kuh neben der Autobahn frisst, nimmt sie Umweltgifte in ihren Körper auf und speichert diese in ihrem Gewebe. Essen wir das Fleisch dieser Kuh, so nehmen wir damit die konzentrierte Ladung dieser Schadstoffe in uns auf. Mikroalgen sind nicht nur weit unten in der Nahrungskette angesiedelt – als Ursubstanz des gesamten Pflanzenreichs stehen sie ganz an ihrem Anfang. Im Meer stellen Mikroalgen, auch Phytoplankton genannt, das erste Glied der Nahrungskette dar. Sie sind so reich an Vitalstoffen, dass selbst riesige Artgenossen wie die Wale von nichts anderem als diesen Winzlingen leben können.

## Nahrungsergänzung – wann, wie und warum?

Gehören Sie auch zu den vielen Menschen, die ständig unter Dauerstress stehen? Fühlen Sie sich irgendwie ausgelaugt – nicht richtig krank, aber auch nicht richtig gesund? Oder hat Sie vielleicht die Frühjahrsmüdigkeit gepackt? Dann ist es Zeit für einen Energieschub! Eine Nahrungsergänzung mit Mikroalgen sorgt für eine Versorgung mit natürlichen Nährstoffen, durch die Leistungskraft und Vitalität nachhaltig gestärkt werden.

## Mikroalgen zur Vor- und Nachbehandlung

Um Nährstoffdefiziten erst gar keine Chance zu geben, empfiehlt es sich, die Mikroalgen in die tägliche Ernährung mit einzubauen. Und selbst bei akuten Anlässen können die kleinen Kraftspender aus dem Meer das schlimmste meist noch verhindern: Wenn wieder einmal ringsum die Grippe grassiert, ist die Einnahme von Spirulina eine gute

– und natürliche – Prophylaxe. Auch wenn Sie nach einer überstandenen Krankheit oder Operation körperlich geschwächt sind, kann die Zufuhr von zusätzlichen Vitalstoffen mit Spirulina sinnvoll sein.

## Mikroalgen für Eilige

Eigentlich wissen Sie ganz genau, was gut für Ihr Wohlbefinden ist: Eine ausgewogene Ernährung, viel Schlaf, Spaziergänge an frischer Luft. Wenn da bloß nicht die leidige Zeitfrage wäre! Und so bleiben oft Dinge, die Sie eigentlich gern erledigen würden, ungetan. Jede zusätzliche Anstrengung erscheint Ihnen als Belastung, und am Ende lassen Sie es lieber ganz bleiben. Gerade in solchen Zeiten, in denen Sie viel um die Ohren haben, sind Mikroalgen ganz besonders wichtig für Ihr Wohlbefinden. Und auch wenn Sie es eilig haben: Auf die Vorteile der kleinen Powerpakete brauchen Sie nicht zu verzichten, denn Sie können sie einfach in Tablettenform schlucken. Als natürlicher Verbund von gesunden Inhaltsstoffen sind Mikroalgen allemal besser als jedes künstliche Produkt. Und sie auf diese Weise zu verzehren, erfordert nun wirklich keinen großen Aufwand.

### So nehmen Sie die Tabletten richtig ein

Werden Mikroalgen in Tablettenform genommen, dauert der Verdauungsvorgang etwas länger als bei der Einnahme von Pulver, so dass die Wirkung zwar etwas verzögert, damit aber auch länger anhaltend wird. Um den Energieschub schneller zu spüren, kann man die Tabletten auch lutschen. Dies ist aber nicht unbedingt vor dem Rendezvous mit dem Traumprinz oder der Traumprinzessin angesagt, denn die Mundwinkel verfärben sich dabei schrecklich grün! Doch keine Angst: Die Farbe verschwindet nach kurzer Zeit ganz von selbst wieder. Eine Überdosierung der Mikroalgen ist übrigens nicht möglich. Der maximale Einsatz von 40 Gramm am Tag wird allerdings von den Vertreibern der Algenpräparate als sinnvolle Grenze angegeben. Die allgemein empfohlene Tagesdosis von drei Gramm kostet etwa 1 DM.

Mikroalgentabletten versorgen den Körper mit wertvollen Vitalstoffen, und es konnte mit Hilfe der Hochfrequenzfotografie nachgewiesen werden, dass Spirulina auch in gepresster Form noch stark energetisch geladen ist. Ein besonderer Tipp: Nehmen Sie ein paar Tabletten Spirulina, wenn Sie zu viel Kaffee getrunken haben. Auch die Begleiterscheinungen des Alkohols können durch einige Tabletten der Mikroalge gemildert werden.

## Wie Sie lästige Verfärbungen verhindern

- Spirulina ist hygroskopisch, d.h., sie zieht Wasser an und klumpt. Kaut man Spirulinatabletten, geschieht dies ausgerechnet in den Ritzen zwischen den Zähnen, also dort, wo man mit der Bürste am schlechtesten hinkommt. Es dauert eine Weile, bis sich die Verfärbung wieder auflöst.
- Also besser nur schlucken oder lutschen – es sei denn, man hätte ein Faible für grünes Monsterlächeln.
- Für eine dauernde Nahrungsergänzung sollten Sie dreimal täglich zwei bis drei Tabletten Spirulina vor den Mahlzeiten mit etwas Wasser einnehmen.
- In Zeiten besonderer Beanspruchung können Sie auch zwischendurch öfter mal eine Spirulinatablette lutschen oder schlucken.
- Zur Kuranwendung empfiehlt sich eine Dosis von dreimal täglich fünf Tabletten Spirulina oder Chlorella. Die Algen sollten dabei etwa eine Stunde vor den Mahlzeiten mit etwas Wasser eingenommen werden.

Spirulina im Reisegepäck liefert die nötige Energie, um die Staus bis zum Urlaubsziel durchzuhalten. Das heißt jedoch nicht, dass Sie auf Pausen verzichten sollen!

# Spirulina auf Reisen

Ganz gleich, aus welchem Anlass und mit welchem Verkehrsmittel man reist, anstrengend ist es allemal. Das Essen unterwegs ist dabei nur selten dazu angetan, dem Körper die Energie zu spenden, die er braucht: Pappige Schnellgerichte in der Autobahnraststätte und labberige Flugzeugeinheitskost füllen zwar den Magen, doch von Vitalstoffen ist darin nicht mehr viel enthalten. Und selbst das allerbeste selbst zubereitete Picknick schmeckt nach stundenlangem Stop-and-go über staubige Straßen so, wie es aussieht.

## Gesundes für unterwegs

Wenn Sie lange Zeit oder oft unterwegs sind, liefern Mikroalgen dem Körper in konzentrierter Form das, was er gerade dann so nötig hat. Dafür haben verschiedene Anbieter Spirulinatabletten in praktischen

Reisepackungen im Sortiment. Speziell für staugeplagte Autofahrer auf dem langen Weg gen Süden: Nehmen Sie stündlich eine Tablette ein, das füllt verbrauchte Kraftreserven besser auf als jeder Schokoriegel.

## Sonnenschutz

Spirulina ist reich an Beta-Karotin, jenem orangegelben Pigment, das schädliche UV-Strahlung abwehrt und daher als wirksamer Sonnenschutz für die Haut bekannt ist.
Auch die ebenfalls reichlich enthaltene Aminosäure Tyrosin verringert die Sonnenbrandneigung. Vor einer Reise in südliche Gefilde empfiehlt sich daher eine Spirulinakur.

Selbst die allerbeste Vorbereitung kann nicht ganz vor Sonnenbrand schützen. Sie sollten sich trotz Spirulinatabletten nicht zu lange den gleißenden Strahlen aussetzen und unbedingt Sonnenschutzcreme oder eine Spirulinacreme für trockene Haut verwenden!

## So funktioniert die Sonnenschutzkur

Für eine wirksame Prophylaxe gegen Sonnenbrand nehmen Sie einfach bereits ab etwa 2 bis 3 Wochen vor Urlaubsbeginn 3-mal täglich statt normalerweise 2 nunmehr 5 Tabletten Spirulina ein. Auch wer regelmäßig Spirulinapulver bei der Nahrungszubereitung verwendet, sollte sich in dieser Zeit zusätzlich 3-mal täglich 2 Tabletten gönnen.

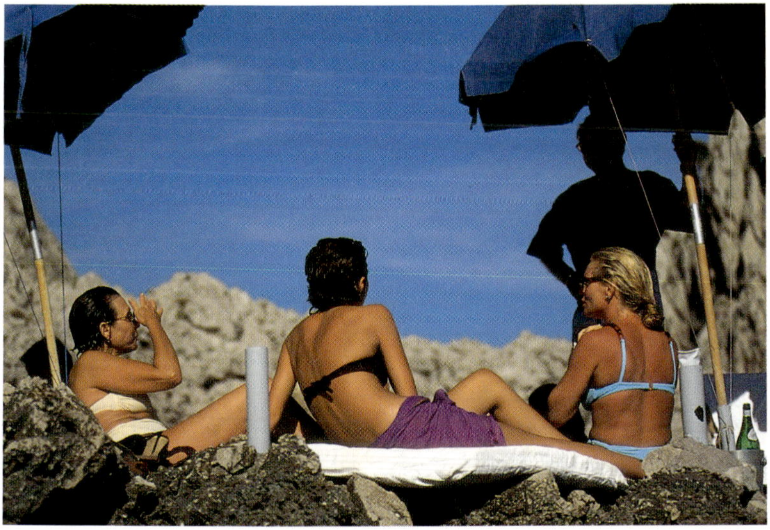

*Ausgedehnte Sonnenbäder sollte man nur der geschützten Haut zumuten. Generell gilt: Je heller die Haut ist, desto höher sollte der Sonnenschutzfaktor sein und desto begrenzter auch die Dauer der Sonnenbäder.*

# Kraftnahrung für Sportler

Sie müssen weder Olympionike noch Bodybuilder sein, um von den Vorteilen der Mikroalgen zu profitieren. Auch Hobbysportlern geben sie verbrauchte Energie sofort zurück – jedoch ohne dem Magen all die anderen Ingredienzien zuzumuten, die ein Fitnessriegel enthält.

## Sportlich fit mit Spirulina

Wer Höchstleistungen erbringen will, braucht Extrakraft. Da normale Lebensmittel längst nicht mehr so viel Nährstoffe enthalten wie früher, boomt der Markt mit »Energyprodukten«. Diese sind jedoch, selbst wenn ihre Bestandteile natürlicher Herkunft sein sollten, für den Organismus immer nur zweite Wahl. Viele Sportler schwören deshalb auf Mikroalgen als natürliche Energielieferanten und zur Unterstützung der Ausdauer. Auch Bergsteiger und Mountainbiker haben immer ihre Spirulinatabletten im Gepäck, da diese weniger wiegen, aber mehr Kraft spenden als konventionelle Nahrungsmittel.

Leistungssportler nehmen während der Trainingsphase täglich bis zu 30 Gramm Spirulina, bevorzugt in Pulverform, zu sich. Pulver ist grundsätzlich leichter verdaulich, und die Nährstoffe stehen dem Stoffwechsel dadurch umgehend zur Verfügung.

## Profisportler schwören auf Spirulina

Profisportler haben längst die Vorteile der blaugrünen Algen entdeckt. Weltklasseathleten nehmen schon seit längerem Spirulina zur Leistungssteigerung ein, und die Trainer berichten, dass sich seit der Einführung der Nahrungsergänzung die Regenerationsphasen nach dem Training und auch nach Verletzungen verkürzt hätten und eine deutliche Verbesserung der Immunabwehr zu beobachten sei.

### Auch bei Bodybuildern beliebt

- Die blaugrüne Alge enthält etwa 60 Prozent Proteine.
- Das macht sie zu einer idealen Kraftnahrung für Bodybuilder, denn sie liefert quasi den Stoff, aus dem die Muskeln gebaut sind.
- So verwundert es nicht, dass Profis dreimal täglich bis zu zehn Gramm Spirulina einnehmen.

# Spirulina als Fleischersatz

Noch nie ist in unserem Land so viel Fleisch verzehrt worden wie heute. Kam früher in den meisten Familien allenfalls am Sonntag ein Braten auf den Tisch, sind Fleisch und Wurst mittlerweile zur Alltagskost geworden. Gemüse und Salate werden oft an den Tellerrand in ein trauriges Beilagendasein verbannt. Die sich mehrenden Medienberichte über skandalöse Verhältnisse in der Massentierhaltung und bei Tiertransporten, die BSE- und Schweinepestgefahr sowie die zunehmende Hormon- und Antibiotikabelastung im Fleisch lassen jedoch viele Menschen aufhorchen und nach Ernährungsalternativen suchen. Die »Gelegenheitsvegetarier« sind auf dem Vormarsch!

Je mehr Fleisch wir essen, desto höher steigt unser Adrenalinspiegel. Der Körper reagiert mit Stresssymptomen: Wir können keine innere Ruhe finden, fühlen uns angespannt und sind ständig auf dem Sprung. Dass immer mehr Menschen auf fleischarme oder gar fleischlose Kost setzen, lässt sich nicht zuletzt daran ablesen, dass selbst auf der Speisekarte vieler gutbürgerlicher Restaurants heutzutage vegetarische Gerichte angeboten werden.

## Spirulina und Fleisch im Vergleich

Viele Menschen würden öfter auf Fleisch verzichten, wenn da nur nicht die Frage nach dem Eiweiß und dem seltenen Vitamin B12 wäre, das – so die landläufige Meinung – nur im Fleisch zu finden ist. Und eben hier bietet Spirulina eine echte Alternative. Die Alge enthält nicht nur etwa 60 Prozent Eiweiß, sondern zudem auch eben dieses Vitamin B12 – sogar mehr als Rinderleber, die bislang als die Hauptquelle galt. Bringen Sie also getrost öfter mal ein Mikroalgengericht statt Fleisch auf den Tisch – mit genauso viel gesundem Eiweiß und Vitamin B12, dafür garantiert ohne BSE-Gefahr und Hormonbelastung!

## Auch für die Mineralstoffe ist gesorgt

Wenn Sie neben einer regelmäßigen Nahrungsergänzung mit Mikroalgen auch reichlich Obst, Gemüse und Getreide auf Ihrem täglichen Speiseplan stehen haben, kann es auch zu keinem Mangel an Mineralstoffen und anderen lebenswichtigen Vitaminen kommen. Und sogar das in vegetarischer Nahrung ebenfalls rare Eisen können Sie sich gut über eine solche Nahrungsergänzung zuführen. Sie dürfen also ohne Bedenken weniger Fleisch essen oder ganz darauf verzichten – mit Spirulina als gesundem Fleischersatz.

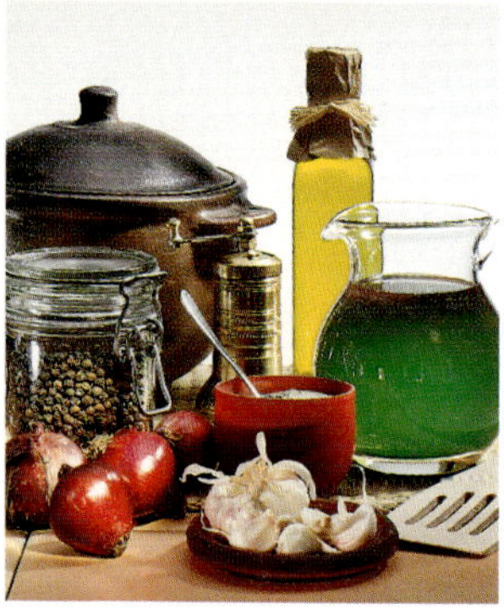

*Mit Hilfe von Spirulina lassen sich aus einfachen Gerichten wahre Gesundheitsschmankerl zubereiten.*

Spirulinapulver beim Kochen möglichst immer als letzte Zutat hinzugeben, damit die wertvollen Vitamine nicht durch langes Erhitzen zerstört werden. Achtung: Tauchen Sie nie einen nassen Löffel in Ihr Spirulinaglas. Das dunkelgrüne Pulver würde sofort daran festklumpen!

# Rezepte mit Spirulina

Wer nach etwas besonders Natürlichem oder auch nur nach einer Abwechslung zu Mikroalgentabletten sucht, kann Spirulina in Pulverform kaufen und es als wertvolle Zutat in der Küche verwenden.

## So verwenden Sie Spirulina in Ihrer Küche

Mikroalgen verbessern in jedem Fall den Nährstoffgehalt einer Mahlzeit. Sie sind selbst dann noch wertvoll, wenn man sie – wie beim Backen nicht anders möglich – mitgaren muss. Trotzdem sollte Spirulina – wie jedes Nahrungsmittel, das reich an hitzeempfindlichen Vitalstoffen ist – keinen langen Kochprozessen ausgesetzt werden. Manche Speisen lassen sich allein dadurch aufwerten, dass man das Algenpulver unmittelbar vor dem Servieren darüber streut. Andere schmecken jedoch einfach besser, wenn man Spirulina gemeinsam mit den übrigen Zutaten verarbeitet. Grundsätzlich gilt: Wenn nicht anders angegeben, wird das Pulver mit etwas Wasser angerührt und immer erst nach dem Garen zugefügt.

## Kleiner Leitfaden für den Rezepteteil

- Die nachfolgenden Rezeptvorschläge zeigen, welche Möglichkeiten Mikroalgen als Nahrungsaufwertung bieten. Sie sind als Beispiele gedacht. Lassen Sie sich inspirieren! Ihrer Phantasie sind keine Grenzen gesetzt. Ganz gleich, welche Ernährung Sie bevorzugen, Spirulina passt sich allen Geschmacksrichtungen an.
- Die Mengen sind, falls nichts anderes angegeben ist, jeweils für zwei Personen berechnet.
- Nicht erschrecken: Die im Mikroalgenpulver enthaltenen natürlichen Farbstoffe sind so intensiv, dass sich die Speisen dunkel bzw. grün verfärben. Richtig genutzt, macht das die Gerichte nicht nur vollwertiger, sondern auch attraktiver!

# Salate und Rohkost

Mikroalgen sind die optimale Ergänzung zu Salaten und Rohkost, denn hier können sie ihre ganze Vitalkraft ohne jeden Verlust entfalten. Sie bereiten einfach den Salat Ihrer Wahl wie gewohnt zu und streuen Spirulinapulver darüber. Alternativ hierzu lässt sich Spirulina auch in das Salatdressing einarbeiten. Hierfür folgende Rezeptvorschläge:

## Grüne Salatsauce

***Zutaten:*** 1 EL kaltgepresstes Sonnenblumenöl • 1 TL Haselnussmus
1 Knoblauchzehe • 2–3 EL Balsamicoessig (je nach Geschmack)
Kräutersalz • eventuell etwas frischen Estragon und Thymian
1 TL Spirulinapulver
***Zubereitung:*** Alle Zutaten in den Mixer geben und gründlich vermischen – fertig ist ein gesundes und schmackhaftes Kräuterdressing. Bei Bedarf können Sie noch etwas nachwürzen. Die angegebenen Mengen sind auf Vorrat kalkuliert. Im Kühlschrank können Sie diese Salatsauce ohne Bedenken mehrere Tage lang aufbewahren.

Aus 4 Esslöffeln Obstessig, 6 Esslöffeln kaltgepresstem Pflanzenöl, 2 bis 3 Teelöffeln scharfem Senf, Salz und Pfeffer sowie Knoblauch nach Geschmack und 1/2 Teelöffel Spirulinapulver lässt sich ebenfalls ein sehr delikates Salatdressing anrühren.

## Spirulina-Kräuter-Dressing

***Zutaten:*** 1 Knoblauchzehe • 2 EL Balsamicoessig • 2 TL Senf (je nach Geschmack scharf oder mittelscharf) • 2 EL kaltgepresstes Olivenöl
etwas glatte Petersilie • 1/2 TL Spirulina • Salz, Pfeffer aus der Mühle
einige Blättchen frisches Basilikum
***Zubereitung:*** Den Knoblauch abziehen und zerdrücken. Den Balsamicoessig, den Senf, das Olivenöl und die fein gehackte Petersilie zugeben, und das Ganze zu einer glatten Paste verrühren. Anschließend die Algen zufügen und die Masse mit Salz und Pfeffer gut abschmecken. Zum Schluss die Basilikumblättchen in feine Streifen schneiden und leicht unter das Dressing heben.
**Tipp** Dieses Dressing schmeckt nicht nur gut zum Salat, sondern eignet sich auch zum Marinieren von Gemüse.

# Beilagen und kleine Gerichte

Mit Spirulinakartoffeln oder -nudeln als Beilage bekommen selbst Alltagsgerichte eine völlig neue Note. Außerdem lassen sich mit den kleinen Powerpaketen aus dem Wasser auch andere originelle Gerichte aus der Gemüseküche – sowohl gesundheitlich, als auch geschmacklich – aufwerten. Nicht zuletzt bietet auch die grüne Farbe der Algen viele Möglichkeiten zur Variation in Ihrer Küche.

Eine weitere grüne Beilage: Hirse mit Zimt und Nelken bei kleinster Temperatur weich kochen, Pinienkerne, grünen Pfeffer und geriebene Muskatnuss untermischen, 1 klein gehackte Zwiebel in der Pfanne glasig dünsten, Hirsemasse hinzugeben und anbräunen. Nach dem Kochen 1 Teelöffel Spirulinapulver untermengen.

## Kartoffeln einmal anders

Kartoffeln sind gerade in unseren Breiten nicht aus der Küche wegzudenken. Mit Spirulina können Sie Salzkartoffeln oder Petersilienkartoffeln nach deutscher Hausfrauenart ganz einfach aufwerten, indem Sie die getrockneten Algen darüber streuen. Wer richtig mit Spirulina kochen will, kann mit dem folgenden Rezept nicht nur den Gaumen, sondern auch das Auge erfreuen.

## Zweierlei Püree

***Zutaten:*** 500 g Kartoffeln • 1 Tasse Wasser • 1/2 TL Salz
1/2 TL gemahlener Kümmel (nach Belieben) • 1 Stich Butter
1 TL Spirulinapulver • 1/8 l süße Sahne
***Zubereitung:*** Die Kartoffeln in wenig Wasser (noch besser wäre ein Dampfeinsatz) gar kochen und anschließend abpellen. 1 Tasse Wasser in einem großen Topf erhitzen und mit dem Salz und dem Kümmelpulver kräftig würzen. Die Kartoffeln hineinpressen, dann die Butter hinzufügen, und das Ganze zu einem glatten Püree verarbeiten. Das Spirulinapulver mit 2 Esslöffeln Sahne anrühren. Die restliche Sahne unter kräftigem Rühren in die Kartoffelmasse einarbeiten. Die Hälfte der Püreemenge in einen separaten Topf geben und mit der Spirulina-Sahne-Mischung kräftig grün färben. Vor dem Servieren das goldgelbe und das grüne Kartoffelpüree auf einem Teller abwechselnd nebeneinander anrichten. Das schmeckt nicht nur gut, sondern sieht auch wunderbar aus!

## Nudeln selbst gemacht

Nicht nur Spinat macht Nudeln grün – auch Spirulina bringt Farbe in selbst gemachte Spaghetti & Co. Wenn Ihnen das Nudelmachen zu viel Arbeit ist, können Sie trotzdem ein gesundes Nudelgericht auf den Tisch bringen: Greifen Sie einfach auf die fertig gekaufte Variante zurück, und würzen Sie stattdessen die Sauce mit Spirulina.

## Vollkornnudeln in Grün

*Zutaten:* 200 g Vollkornweizenmehl • 2 Eier • 1 TL Spirulinapulver etwas Salz
*Zubereitung:* Alle Zutaten rasch zu einem glatten Teig verkneten. Um ein Austrocknen zu vermeiden, eine Schüssel über den Teig stülpen und ihn dann 1/2 Stunde ruhen lassen. Anschließend den Teig mit der Nudelmaschine oder dem Nudelholz mehrmals ausrollen, bis er geschmeidig ist. Den ausgewalzten Teig in etwa 0,5 bis 1 Zentimeter breite Streifen schneiden. Die Nudeln in reichlich kochendes Salzwasser geben und bissfest garen.

Selbst eine Creme aus grünen Paprikaschoten wird mit Spirulina noch grüner, wenn Sie die zunächst weich gekochten, danach pürierten und mit Tomatenmark, Zwiebeln, Knoblauch, Salz, Pfeffer und Kräutern gewürzten Paprikaschoten zu guter Letzt noch mit 1/2 Esslöffel Spirulinapulver vermischen.

## Marinierte Zucchini

*Zutaten:* 5 möglichst kleine Zucchini • etwas Olivenöl • Salz
*Zubereitung:* Den Grill des Backofens vorheizen. Die Zucchini der Länge nach halbieren, und die Hälften mit Olivenöl einpinseln. Die Zucchini salzen und mit der Schnittfläche nach oben auf eine leicht geölte Aluminiumfolie (deren blanke Seite sollte nach oben zeigen) legen. Die Zucchinihälften mit etwas Abstand unter dem heißen Grill in ca. 8 Minuten bräunen lassen. Die noch heißen Zucchini mit dem Spirulina-Kräuter-Dressing (siehe Seite 43) marinieren. Dieses kleine Gericht entweder noch lauwarm oder auch kalt mit Vollkornbrot als Beilage servieren.
Wenn Sie keinen Grill haben: Die halbierten Zucchini bei 250 °C (Umluft 225 °C) auf der obersten Schiene im Backofen in etwa 10 bis 15 Minuten garen.

## Gemüseplätzchen

***Zutaten:*** 100 g Möhren • 150 g Kartoffeln • 1 Zwiebel • 1/2 TL Spirulinapulver • 1 TL Gemüsesuppenpulver (am besten aus dem Bioladen) 1 EL Crème fraîche • etwas Kräutersalz • 1 EL Olivenöl
***Zubereitung:*** Möhren und Kartoffeln waschen und reiben, Zwiebel abziehen und fein hacken, dann alles mischen. Anschließend das Spirulina- und das Suppenpulver in die Crème fraîche einrühren, und die Creme unter das Gemüse heben. Die Masse mit Kräutersalz abschmecken und daraus flache Plätzchen formen. In einer leicht geölten Pfanne knusprig braten.

Spirulina passt besonders gut zu folgenden Gemüsesorten: Brokkoli, Erbsen, Fenchel, Möhren, Kohl, Kürbis, Lauch, Schwarzwurzeln, Spargel, Spinat, Topinamburen, Zucchini und Zwiebeln.

## Avocado »doppelt grün«

***Zutaten:*** 1 Avocado • 1 TL Spirulinapulver • 1 Stange frischer Spargel (gekocht) • 2 TL saure Sahne • Kräutersalz, Pfeffer aus der Mühle
***Zubereitung:*** Die Avocado in zwei Hälften schneiden, den Kern entfernen und das Fruchtfleisch mit einem Teelöffel herauslösen. Das Fruchtfleisch zusammen mit den anderen Zutaten in den Mixer geben und pürieren. Diese Mischung in die Avocadoschalen füllen. Am besten schmeckt die Avocado mit Toast.

## Gemüserollen

***Zutaten:*** 1 Paket Tiefkühlblätterteig • 100 g Kohl • 1 Möhre • 1 kleine Zwiebel • 1 kleine rote Paprikaschote • 2 EL gutes Sonnenblumenöl etwas Salz oder Kräutersalz • 4 TL Sojasauce • 1 TL Spirulinapulver
***Zubereitung:*** Den Blätterteig auftauen, ausrollen und in etwa 12 mal 15 Zentimeter große Stücke schneiden. Das Gemüse zerkleinern und kurz in Öl bissfest garen. Mit den Gewürzen und der Sojasauce abschmecken, und das Spirulinapulver unterheben. Die Mischung auf die Teigstücke häufen. Teigkanten mit etwas warmem Wasser bepinseln, Teigstücke einrollen und die Ränder leicht andrücken. Die Rollen bei 200 °C (Umluft 175 °C) in 25 bis 30 Minuten goldbraun backen. Sie eignen sich als Vorspeise oder – mit Salat – als leichte Hauptspeise.

# Saucen, Dips und Aufstriche

Eine gute Möglichkeit, Spirulinapulver zu verarbeiten, bieten auch Saucen, Dips und Aufstriche aller Art. Damit können Sie jeden kleinen Imbiss zu einem Powerschub für den ganzen Tag machen.

## Salsa verde (für 4 Personen)

***Zutaten:*** 1 Ei • 20 g Parmesan • 1 Bund frische Petersilie
1 Bund frisches Basilikum • 200 ml Gemüsebrühe (aus dem Reformhaus oder Bioladen) • 30 g Semmelbrösel • 3 EL gutes Olivenöl
Salz, Pfeffer aus der Mühle • 1 TL Spirulinapulver
***Zubereitung:*** Das Ei hart kochen, abkühlen lassen, pellen und das Eigelb auslösen. Den Parmesan reiben. Die Kräuter waschen, die Blättchen abzupfen und mit dem Pürierstab in einer hohen Rührschüssel pürieren. Nach und nach die Brühe dazugießen. Parmesan, Semmelbrösel, Öl, Eigelb und Spirulinapulver hinzufügen. Das Ganze zu einer Sauce verrühren. Zum Schluss die Mischung mit Salz und Pfeffer abschmecken. Salsa verde ist nicht nur gut als Dip, sondern passt auch zu Pellkartoffeln, Nudeln und Gemüse.

Für ein supergrünes Spirulinapesto werden 200 Gramm geriebener Parmesan mit gepressten Knoblauchzehen nach Geschmack, klein gehackten Pinienkernen, 4 Esslöffeln Olivenöl, zerpflückten Basilikumblättern, Salz, Pfeffer sowie 1/2 Teelöffel Spirulinapulver gründlich vermengt.

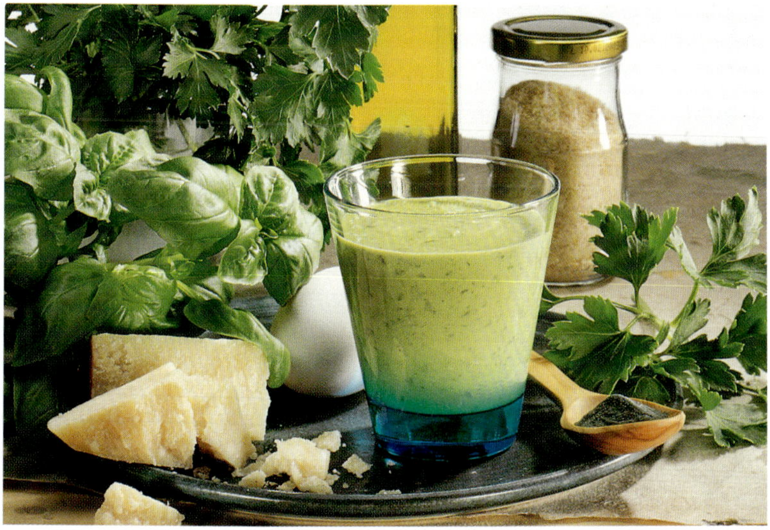

*Aus frischen Kräutern und etwas Spirulinapulver kann man köstliche Saucen einfach selbst herstellen. Etwas flüssiger ist diese Mischung ein nahrhafter Vitamindrink, mit ein wenig Quark vermischt ist sie ein delikater Brotaufstrich.*

## Grüner Rahm

*Zutaten:* 1 Knoblauchzehe • 100 g süße Sahne • 1 Tasse Gemüsebrühe Salz • 1 gehäufter EL geriebene Mandeln • 1/2 TL Spirulinapulver
*Zubereitung:* Den Knoblauch abziehen und zerdrücken. Die Sahne mit Brühe, etwas Salz, Mandeln und Knoblauch in etwa 10 Minuten dick einkochen lassen. Zuletzt das Spirulinapulver unterrühren.

## Avocado-Basilikum-Dip (für 4 Personen)

*Zutaten:* 2 Bund frisches Basilikum • Fruchtfleisch von 1 reifen Avocado • Saft von 1 Zitrone • 150 g Schmand • 100 g süße Sahne 2 TL milder Senf • Salz, Pfeffer
*Zubereitung:* Das Basilikum waschen, trockentupfen und die Blättchen fein hacken. Das Fruchtfleisch der Avocado mit dem Zitronensaft im Mixer pürieren, die anderen Zutaten zugeben, und den Dip zum Schluss mit etwas Salz und Pfeffer abschmecken.

Für den Tofu-Spirulina-Aufstrich eignen sich alle frischen Kräuter, die die Jahreszeit, die Natur, der Wochenmarkt oder das eigene Kräuterbeet im Garten oder auf dem Balkon zu bieten haben: von jungen Brennnesseln, Bärlauch und Sauerampfer über Petersilie, Schnittlauch und Kerbel bis hin zu Basilikum und Thymian.

## Spirulinabutter

*Zutaten:* 1 Bund krause Petersilie • 1 Knoblauchzehe • etwas Salz 1 EL Spirulinapulver • 125 g weiche Butter
*Zubereitung:* Gewaschene Petersilie fein hacken, den Knoblauch zerdrücken, alle Zutaten mit Hilfe einer Gabel in die Butter einarbeiten.

## Tofu-Spirulina-Aufstrich

*Zutaten:* 300 g Tofu • 1 EL gutes Sonnenblumenöl • 1 Zwiebel 1 Knoblauchzehe • 1 Bund frische Kräuter • 1 TL Spirulinapulver 1 EL grüne Pfefferkörner aus dem Glas • etwas Salz • Paprikapulver
*Zubereitung:* Den zerdrückten Tofu mit dem Öl im Mixer pürieren. Die Zwiebel fein hacken, den Knoblauch zerdrücken, und alles mit dem Spirulinapulver und den grünen Pfefferkörnern der Masse zufügen. Mit Salz und Paprikapulver abschmecken. Vor dem Servieren sollte der Aufstrich mindestens 3 Stunden im Kühlschrank ruhen.

# Energiedrinks

In einer Zeit, in der Äpfel und Birnen oft nur noch wie Äpfel und Birnen aussehen, aber nichts mehr von deren wertvollen Inhaltsstoffen enthalten, erscheint es immer zweifelhafter, ob wir unseren täglichen Vitamin- und Mineralstoffbedarf wirklich allein durch den Verzehr von Obst und Gemüse decken können. Einen richtigen Energieschub mit vielen lebenswichtigen Vitaminen und Mineralstoffen liefern da frische Säfte mit Spirulina.

Mit Spirulina angereicherte Obst- und Gemüsesäfte sind eine ideale Möglichkeit, den täglichen Vitamin- und Mineralstoffbedarf zu decken. Allerdings sollten Sie bestimmte Mischungen meiden, denn stark säurehaltige Säfte zerstören das wertvolle Chlorophyll.

## Vitamincocktails richtig gemixt

Beim Mischen des Pulvers ist darauf zu achten, dass wir es hier mit einem reinen Naturprodukt und keinem sofort löslichen Instanterzeugnis zu tun haben. Es kann also in Verbindung mit Flüssigkeit etwas klumpen. Um dies zu vermeiden, wird es zunächst mit etwas Wasser oder Saft angerührt, bevor man den Rest des Getränks zufügt. Innerhalb kürzester Zeit verschmilzt das Spirulinapulver mit der Flüssigkeit und gibt ihr eine schöne grüne Farbe. Frische bürgt für Qualität: Spirulinadrinks sollten immer frisch zubereitet werden. Im Trockenzustand lässt sich das Pulver gut lagern, ist es aber erst einmal in Kontakt mit Flüssigkeit gekommen, muss es schnell aufgebraucht werden.
Wichtig: Spirulina nie mit stark säurehaltigen Säften wie Orangen-, Zitronen-, Grapefruit-, Preiselbeer-, Ananas- oder Tomatensaft mischen, denn dadurch würde das wertvolle Chlorophyll teilweise zerstört!

## Spirulina-Gemüse-Cocktail

***Zutaten:*** 2–3 Möhren • 1 Rote Bete • 1/4 Sellerie • 1 mittelgroßer Apfel • 1/2 Salatgurke • 1–2 TL Spirulinapulver
***Zubereitung:*** Das Gemüse unter fließendem Wasser bürsten, ungeschält zerkleinern und nach und nach in einen Entsafter geben. Das ergibt etwa 1/2 Liter Saft. Das Spirulinapulver mit etwas Flüssigkeit anrühren, und die Mischung mit dem Saft aufgießen. Sie sollten diesen Cocktail sofort trinken.

Ein Milchmixgetränk aus Buttermilch mit etwas Zitronensaft und Ahornsirup, nach Belieben mit exotischen Gewürzen wie Ingwer und Kardamom abgeschmeckt, zusammen mit 1 Teelöffel Spirulinapulver im Mixer aufgeschäumt, findet unter Garantie in jeder Altersklasse seine Liebhaber.

## Superschnelle Drinks

Am wenigsten Aufwand bereitet es natürlich, die Mikroalgen einfach in fertigen Gemüse- oder Obstsaft einzurühren. Am besten schmecken sie mit Apfel- oder Heidelbeersaft.
***Zubereitung:*** 1 Teelöffel bis 1 Esslöffel Spirulinapulver mit etwas Saft (Fertigprodukt oder selbst gepresst) oder Wasser anrühren. Die Mischung anschließend mit 1 Liter Saft nach Geschmack auffüllen.

## Vielfruchtcocktails als Grundlage

Neben Monosäften harmonieren bestimmte Obst und Gemüsesorten in Verbindung mit Spirulina sehr gut miteinander. Probieren Sie auch einmal, diese Saftmischungen zusätzlich je nach Geschmack mit Kardamom, frisch geriebenem Ingwer, gemahlenem Zimt, gemahlenen Nelken oder echter Bourbon-Vanille zu verfeinern.

# Grüne Kraft für starke Kids

Gerade bei Kindern ist eine ausgewogene Ernährung wichtig. Sie müssen wachsen und sind daher dringend auf eine nährstoffreiche Kost angewiesen. Sehr zum Leidwesen ihrer Eltern lehnen viele Kids jedoch alles, was auch nur im entferntesten nach gesund aussieht, ab. Wenn es nach ihnen ginge, könnte der Speisezettel ausschließlich aus

### Die richtige Mischung macht's

| | | | |
|---|---|---|---|
| Apfel mit | Möhre (+ Rote Bete) | Möhre mit | Sellerie |
| | Gurke | | Aprikose (+ Mango) |
| | Pfirsich | | Pfirsich (+ Mango) |
| | Heidelbeeren | Pfirsich mit | Mango (+ Banane) |
| | Birne | | Papaya (+ Birne) |
| | Banane (+ Möhre) | Papaya mit | eingeweichter |
| | Sellerie | | Dattel + Banane |

Spaghetti mit Tomatensauce und Pommes frites mit Ketchup bestehen. Da ist es umso wichtiger, ab und zu ein bisschen »grünes Gold« unters Essen zu mischen. Vor allem der hohe Kalziumgehalt der Mikroalgen spielt dabei eine entscheidende Rolle. Denn Kalzium ist verantwortlich für den Aufbau von Knochen und Zähnen.

Grüner Orangensaft, gemixt aus frisch gepressten Orangen mit etwas Honig oder Ahornsirup, feinem Mandelmus und Spirulinapulver, könnte der Safthit beim nächsten Kindergeburtstag werden.

## Wie kommt Spirulina bei Kindern an?

Gerade Kinder in der entscheidenden Wachstumsphase brauchen besonders viele Vitamine und Mineralien zum Aufbau eines starken Immunsystems und eines gesunden Knochenbaus. Interessanterweise kommt Spirulina bei Kindern, denen ja normalerweise nur allzu schnell ein »Igittigitt« auf den Lippen liegt, oft erstaunlich gut an. Ob es die grüne Farbe ist oder der Geschmack – wer kann das schon genau sagen. Viele Kinder scheinen jedenfalls auf den Geschmack der Mikroalgen genauso versessen zu sein, wie gewöhnlich nur auf Naschereien. Spirulina in Verbindung mit Früchtebrei ergibt eine gesunde Zwischenmahlzeit. Sind Kinder von klein auf an die dunkelgrünen Tabletten gewöhnt, kauen und lutschen sie geradezu inbrünstig darauf herum und lachen uns mit breitem, grünem Monstergrinsen an. Da kann es schon einmal vorkommen, dass man vor ihnen das Spirulinaglas verstecken muss wie normalerweise nur Süßigkeiten oder salzige Kartoffelchips.

Von den farblichen Möglichkeiten der Mikroalgen sind natürlich Kinder besonders begeistert – z. B. bei der Weihnachtsbäckerei.

## Tannenbaumplätzchen

***Zutaten:*** 100 g Butter • 180 g Vollkornweizenmehl • 20 g Rohrzucker
3 EL süße Sahne • 1/2 TL Spirulinapulver

***Zubereitung:*** Alle Zutaten rasch zu einem glatten Teig verarbeiten. Den Teig 1 Stunde im Kühlschrank ruhen lassen. Anschließend den Teig dünn ausrollen und Tannenbäume ausstechen. Die Bäumchen auf ein mit Backpapier ausgelegtes Backblech legen und bei 175 °C (Umluft 160 °C) etwa 15 Minuten backen.

## Ostereier färben mit Spirulina

▶ Spirulinapulver eignet sich hervorragend zum Färben von Ostereiern. Sie brauchen es nur dem Kochwasser zugeben. Das hat zwar keinen Nährwert, doch man kann sicher sein: Diese Speisefarbe ist garantiert unschädlich!

▶ Einen Teil der Eier mit Spirulina färben, bei anderen Eiern Zwiebelschalen oder die Schalen von Roten Beten ins Kochwasser geben. Die gekochten Eier anschließend mit ein paar Tropfen Öl einreiben, damit sie schön glänzen.

### Grüner Kalziumdrink (für 1 großes Glas)

***Zutaten:*** Fruchtfleisch von 1/2 Avocado • 1/2 Bund Basilikum 2 Tropfen Distelöl • 5 Walnusskerne • 1 TL Spirulina • 1 EL Schmelzflocken • 150 ml Lapachotee

***Zubereitung:*** Alle Zutaten pürieren, die Schmelzflocken einrühren und die Mischung mit kaltem Lapachotee aufgießen.
Ersetzen Sie doch ab und zu Milch durch dieses Getränk. Von seinem Kalziumgehalt kann Milch nur träumen!

Mehrfach ungesättigte Fettsäuren, wie beispielsweise die in der Muttermilch enthaltene Gamma-Linolensäure, kann unser Organismus nicht selbst bilden. Die Mikroalgen halten diesen lebensnotwendigen Nährstoff für uns bereit.

## Babynahrung mit Mikroalgen

Angesichts der beschriebenen Schwierigkeiten des menschlichen Organismus, Kuhmilch vollständig zu verwerten, ist es wichtig, sich auch über die Ernährung von Babys Gedanken zu machen. Gerade in der Säuglingsnahrung erscheint die Kuhmilch auf den ersten Blick ja als einzige Alternative zur Muttermilch. Und so gut wie jedes Baby wird nach dem Abstillen mit Breien aus Kuhmilch gefüttert – ohne dass die Unverträglichkeit des in der Milch in hoher Konzentration enthaltenen Kaseineiweißes dabei in Betracht gezogen wird. Zur Muttermilch gibt es natürlich keine Alternative, vor allem nicht in den ersten Monaten, denn sie ist das von der Natur bereitgestellte Lebenselixier, ohne das ein Baby nicht optimal gedeihen kann.

## Milchersatz mit Spirulina

Um von der Kuhmilch wegzukommen, erscheint die Spirulinaalge mit ihrem hohen Kalzium- und Eiweißanteil ganz besonders geeignet. Einen halben Teelöffel Spirulinapulver unter eine Portion Mandel- oder Reismilchbrei (aus dem Naturkostladen oder Reformhaus) gemischt, ist vom ernährungsphysiologischen Standpunkt aus gesehen eine geradezu ideale Babykost.

Frisch geerntet schmeckt Spirulina süßlich. In getrockneter Form nimmt sie den typischen Algengeschmack an. Ist sie qualitativ hochwertig, riecht sie angenehm frisch nach einer Brise Meer.

## Spirulina – Geschmackssache?

Und wie sieht es mit dem Geschmack aus? Haben wir nicht alle das Bild von spinatspuckenden Kleinkindern vor Augen, die alles ablehnen, was nicht so schmeckt, wie sie es gern hätten? Dazu kann man nur Folgendes sagen: Ein Baby, das nicht von klein auf an süße – also zuckerhaltige – Breie gewöhnt ist, wird den Spirulinageschmack als völlig normal empfinden und nicht ablehnen! Besonders gern wird die Mikroalgenkost übrigens angenommen, wenn die Mutter bereits während der Schwangerschaft und Stillzeit selbst ihre Nahrung mit Spirulina aufgewertet hat. Dann ist der Geschmack für die Allerkleinsten das Normalste der Welt! Doch auch eine spätere Umstellung auf Mandelmilch mit Mikroalgen muss nicht zum Scheitern verurteilt sein, denn oft gefällt Kleinkindern der Naturgeschmack von Spirulina ausgesprochen gut. Sollte Ihr Baby diese Art von Nahrung dennoch ablehnen, können Sie es mit dem Zusatz von etwas Honig probieren.

## Spirulina-Mandel-Milch

***Zutaten:*** 60 g Mandeln • 1/2 l Wasser • 1–2 TL Spirulinapulver eventuell 1 EL Honig

***Zubereitung:*** Die Mandeln 12 Stunden lang in Wasser einweichen. Anschließend mit heißem Wasser überbrühen und die Schalen entfernen. Dann die Mandeln fein mahlen, mit dem Wasser, dem Spirulinapulver und dem Honig ins Mixerglas füllen und zu einer Flüssigkeit verrühren. Verbliebene große Stückchen heraussieben.

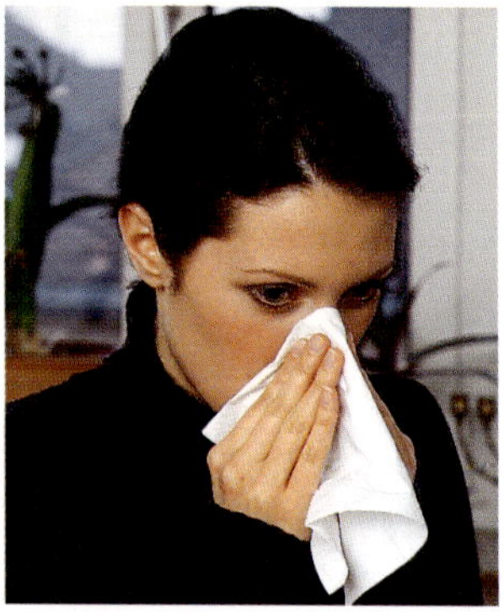

*Die Einnahme von Spirulina stärkt die körpereigenen Abwehrkräfte – so hat der Schnupfen keine Chance mehr.*

Menschen, die ihre Nahrung mit Algenpräparaten ergänzen, berichten u.a. über gesteigerte Leistungsfähigkeit, geringere Stressanfälligkeit, verbesserte Konzentrationsfähigkeit und insgesamt mehr geistige Klarheit.

# Kuren mit Mikroalgen

Jeder braucht ab und zu einmal Urlaub – auch unser Körper! Während unsere Seele uns ihren Erholungsbedarf signalisiert, indem sie uns, je nach den persönlichen Vorlieben, Träume von Südseepalmen, einsamen Badestränden oder Bergeshöhen eingibt, meldet sich unser Körper in seiner eigenen Sprache: mit physischen Symptomen. Wir können nachts nicht mehr richtig schlafen oder kommen morgens kaum noch aus dem Bett; mal plagt uns hier ein Zipperlein und mal dort; Kopfschmerzen stellen sich ein, die Schultern sind verspannt, und wenn wieder einmal die Grippe grassiert, gehören wir zu ihren ersten Opfern. Den Blick in den Spiegel vermeiden wir in solchen Zeiten tunlichst, denn das blasse, fahle Gesicht, das uns da entgegenschaut, wirkt nicht gerade positiv aufs Gemüt! Dass wir angegriffen sind und dringend Erholung brauchen, ist offensichtlich, doch leider ist der nächste Urlaub oft noch in weiter Ferne. Da bleiben uns zwei Möglichkeiten: Weitermachen wie bisher, oder etwas tun – z.B. Kuren mit Spirulina.

## Energieschub mit Mikroalgen

Wenn Ihr Allgemeinzustand angegriffen ist, hat das in der Regel einen Grund: Sie waren einfach nicht gut zu Ihrem Körper. Zu wenig Schlaf und Bewegung, ein zu hektisches Leben, eine unausgewogene Ernährung. Umweltgifte tragen ihr Übriges dazu bei, dass Sie sich unwohl fühlen oder gar krank werden. Mikroalgen können hier eine echte Hilfe bieten. Sie geben dem Körper nicht nur all das, was er gerade in dieser Zeit so dringend braucht, sondern sie haben zudem eine entgiftende Wirkung. Anders als andere Mittel zur Ausleitung von Schadstoffen schwemmen sie keine Mineralien und Spurenelemente aus, sondern führen dem Körper zusätzliche Vitalstoffe zu. Besonders in Phasen großer Belastung ist Ihr Organismus für diesen Extraenergieschub dankbar.

# Die Chlorellakur

Um sich die reinigende Wirkung der Mikroalgen besonders intensiv zunutze zu machen, empfiehlt sich neben dem regelmäßigen täglichen Verzehr auch eine spezielle Kuranwendung.
In diesem Zusammenhang kommen erstmals auch die Vorteile von Chlorellaalgen zum Tragen: Die normalerweise eher störenden, schwer verdaulichen Zellwände der Alge werden in einem mechanischen oder thermischen Verfahren aufgeschlossen. Was zurückbleibt, ist ein sehr hoher Anteil an Zellulose. Diese ist nicht nur ein äußerst wichtiger Ballaststoff, der die Verdauung richtig auf Trab bringt, sondern er saugt zudem die im Darm befindlichen Schadstoffe ähnlich wie ein Schwamm auf. Zur kurmäßigen Reinigung des Ausscheidungstrakts ist die Chlorellaalge daher besonders wertvoll.

## So funktioniert die Kur

Vielleicht gehören auch Sie zu den Menschen, denen eine zeitlich begrenzte, aber intensive Kur eher liegt als eine langfristige, permanent niedrig dosierte Nahrungsergänzung. Während einer solchen Algenkur nehmen Sie 3-mal täglich etwa 5 Tabletten Chlorella ein. Die Wirksamkeit lässt sich noch steigern, wenn Sie zusätzlich reichlich mit Spirulinapulver angereicherten Gemüsesaft trinken (siehe Rezepte auf Seite 49ff.).

### Keine Angst bei Stuhlverfärbung

- Achtung: Bei der Einnahme von Chlorella verfärbt sich der Stuhl grün. Das ist völlig normal und liegt daran, dass die in Chlorella enthaltene Zellulose nicht verdaulich ist und als Faserstoff wieder ausgeschieden wird.
- Stellen Sie hingegen beim Verzehr von Spirulina eine Verfärbung des Stuhls fest, so könnte dies unter Umständen auf eine Verdauungsstörung hindeuten. In der Regel wird die blaugrüne Variante nämlich restlos resorbiert.

Um die Verdauung auf Trab zu bringen, empfehlen sich auch alle Säfte aus milchsauer vergorenen Gemüsen wie Sauerkraut, Rote Bete und Möhren, die Sie zusätzlich mit Spirulinapulver anreichern können.

# Die Heilfastenkur

Sie haben sicher selbst schon einmal bemerkt, dass Ihre körperliche und geistige Leistungsfähigkeit unmittelbar etwas mit dem Essen zu tun hat. Ein voller Bauch, so sagt man, studiert nicht gern, und kein Sportler kommt auf die Idee, sich vor körperlichen Höchstleistungen an einer Schweinshaxe zu vergreifen. Nach einer üppigen Mahlzeit fühlen wir uns nicht gestärkt – ganz im Gegenteil: Wir werden stattdessen schläfrig und träge.

Die wohltuenden Auswirkungen des Heilfastens gehen weit über den Abbau von Übergewicht hinaus: Der Stoffwechsel wird entlastet, das Bindegewebe gereinigt und der ganze Körper tief greifend entschlackt.

## Fasten – eine natürliche Reaktion des Körpers

Wenn wir essen, muss der Körper verdauen. Verdauen aber ist eine zeit- und energieraubende Arbeit. Kein Wunder, dass wir dabei so müde werden. Vor diesem Hintergrund wird auch klar, warum Kranke oft keinen Appetit haben. Sie wissen instinktiv, dass sie ihren Körper jetzt nicht noch mehr belasten dürfen und tun ganz automatisch das Richtige: Sie fasten. Und während sie dies tun, greift der Organismus auf die Reserven zurück, die er in den »fetten Jahren« gespeichert hat. Statt zu verdauen, kann der Körper nun seine ganze Energie darauf richten, gesund zu werden. Er setzt durch das Fasten Kapazitäten frei, um Viren und Bakterien zu vernichten, die Abwehrkräfte im Blut und in den Zellen zu aktivieren und die Ausscheidung von Giften und Krankheitsstoffen zu steigern.

## Fasten leicht gemacht

Den natürlichen Prozess des Fastens können Sie sich vorbeugend zunutze machen, um Krankheiten erst gar keine Chance zu geben. Der bewusste Nahrungsverzicht ist eine echte Übung in Selbstdisziplin. Gelingt er, gehen Sie sowohl physisch als auch psychisch gestärkt daraus hervor. Der Körper wird gründlich entgiftet und belohnt Sie für Ihre Anstrengung mit einem rundum gesteigerten Wohlbefinden.

Mikroalgen sorgen dafür, dass Ihrem Körper während der Fastenzeit die notwendigen Vitalstoffe zugeführt werden und es nicht zu Man-

## Heilfasten ist keine Crashdiät

▶ Das Heilfasten dient in erster Linie der Reinigung und Entschlackung und nicht dem Abnehmen. Natürlich purzeln während einer solchen Fastenzeit in der Regel dennoch die Pfunde.

▶ Wollen Sie Ihr Gewicht auf Dauer reduzieren, kann dies nur gelingen, wenn Sie Ihre Einstellung dem eigenen Körper und dem Essen gegenüber generell ändern und Ihre Ernährungsweise umstellen.

gelerscheinungen kommt. Spirulina hilft zusätzlich beim Fasten, da es den Hunger dämpft, und Chlorella unterstützt den Entgiftungsprozess durch seine darmreinigende Wirkung.

### Den Körper auf Sparflamme setzen

Der Mensch hat zwei Energieprogramme: Im Normalbetrieb führt er sich mehrmals täglich Nahrung zu und versorgt sich so mit Kraft und Wärme. Ist das Alternativprogramm aktiv, so bezieht der Organismus seine Energie aus den körpereigenen Depots. Wenn wir längere Zeit nichts essen – etwa nachts – schaltet der Körper automatisch auf das Alternativprogramm um: Er baut Fett aus den Depots ab und setzt es in Energie und Wärme um. Beim Heilfasten schalten wir bewusst vom Normalbetrieb auf das Alternativprogramm um. Auf der psychischen Ebene tun wir dies durch den freiwilligen Entschluss zum Essensverzicht, auf der körperlichen Ebene durch eine gründliche Darmentleerung, die dem Organismus das Signal zum Umschalten gibt.

### Entlastungstag

Dieser Tag dient zur Vorbereitung: Sie stellen sich körperlich und seelisch auf das Fasten ein und verabschieden sich für eine Woche von Zigaretten, Alkohol, Kaffee, schwarzem Tee und Süßigkeiten. Die Fastenzeit ist immer auch Gelegenheit zur inneren Einkehr. Gehen Sie heute und an den kommenden Tagen allen Stresssituationen möglichst aus

Fastentipp:
Zu viel Ruhe während des Fastens ist eher kontraproduktiv. Bei fehlender Aktivität liegt die Aufmerksamkeit naturgemäß viel eher auf dem kleinsten Anzeichen von Hunger als bei körperlicher und geistiger Beanspruchung. Trotzdem sollten Sie sich nach Möglichkeit während dieser Tage mehr Zeit für sich selbst und Ihr seelisches und körperliches Wohlbefinden gönnen, als das sonst im Alltag möglich ist.

dem Weg. Auch ein aufwändiges Freizeitprogramm oder stundenlanges Fernsehen ist im Augenblick nicht angesagt. Nehmen Sie sich stattdessen Zeit für Spaziergänge in der frischen Luft und für ausgiebige Bäder. Machen Sie es sich zu Hause gemütlich, und konzentrieren Sie sich auf sich selbst.

Der Körper nutzt die Fastenzeit, um sich gründlich von all den Stoffwechselschlacken und -resten zu befreien, die sich im Lauf der Zeit angesammelt haben. In diesem Entgiftungsprozess öffnet er alle Schleusen. Der veränderte Körper- und Mundgeruch lässt ahnen, was da alles in unserem Organismus an Unrat gespeichert war. Häufiges Baden ist Fastenden daher oft ein echtes Bedürfnis.

## Speiseplan für den Entlastungstag

- Morgens: Obst, Nüsse oder Müsli mit Vollkornflocken
- Mittags: Rohkostteller oder Kartoffeln mit gedünstetem Gemüse
- Nachmittags: 1 Apfel und 1 Hand voll Nüsse
- Abends: Obstsalat mit Weizenkleie oder geschrotetem Leinsamen, dazu Knäckebrot
- Zwischendurch und zu den Mahlzeiten: reichlich Wasser oder Kräutertee trinken; 3-mal täglich 5 Tabletten Chlorella oder Spirulina etwa 1 Stunde vor dem Essen einnehmen

Verdauung: Durch die ballaststoffreiche Nahrung und das viele Trinken wird die Darmtätigkeit kräftig angeregt und die Ausscheidung erleichtert.

## Die Fastentage

Am ersten Fastentag erhält der Körper durch eine Darmentleerung das Signal zum Umschalten auf das Alternativprogramm. Wer einen gut funktionierenden Stuhlgang hat, braucht in der Regel nur wenig nachzuhelfen: Einfach morgens ein Glas Sauerkrautsaft trinken. Wer hingegen zu Verstopfung neigt, sollte zu Passagesalz greifen (gibt's in der Apotheke; Dosierung wie auf der Packung beschrieben). Es schmeckt viel besser als Glaubersalz, das in vielen Fastenbüchern und -kursen empfohlen wird, und erfüllt den gleichen Zweck. Zusätzlich zu solchen Anregungsmaßnahmen wird der Darm mittels Einlauf gespült. Besonders effizient ist diese Methode, wenn sie in zwei Etappen vorgenommen wird: Beim ersten Durchgang wird mit normalem Leitungswasser gereinigt; beim zweiten Durchgang wird das Wasser mit Spirulina versetzt, um den Darm von Giftstoffen zu befreien.

## So wird ein Einlauf gemacht

▶ Klistierbeutel oder -behälter mit körperwarmem Wasser füllen, bis keine Luftblasen mehr im Schlauch sind. Den Schlauch abklemmen oder -knicken (wenn vorhanden: Hahn schließen). Das Einführungsröhrchen am Schlauchende mit Vaseline fetten. Den gefüllten Beutel an die Türklinge hängen.
▶ In »Katzenstellung« auf Knie und Ellbogen gehen, und das Darmrohr so tief wie möglich in den After einführen. Wenn Sie leicht dagegenpressen, geht's am besten. Verkrampfen Sie sich nicht, während das Wasser einläuft!
▶ Ein paar Minuten nach dem Einlauf verspüren Sie mehrmals hintereinander ein drängendes Rühren: Bleiben Sie also in der Nähe der Toilette! Bei diesen befreienden Sitzungen schießt das Wasser mit dem Darminhalt ins WC.
▶ Eine gute Alternative zum herkömmlichen Klistierbehälter bietet der Klistiergummiball. Er muss nur 3- bis 4-mal mit Wasser gefüllt und in den Enddarm entleert werden. Achten Sie darauf, den Gummiball nach der Verwendung gut auszuwaschen.
▶ Nach dem ersten Durchlauf mit klarem Wasser folgt ein zweiter mit Spirulinawasser. Hierzu 1/2 Liter warmes Wasser mit 1 Teelöffel Spirulinapulver versetzen und mit Hilfe des Gummiballs in den Darm einbringen.

## Speiseplan während der Fastentage

Nichts essen, nur trinken: Während des Fastens verzichtet man einmal ganz bewusst auf feste Nahrung und nimmt stattdessen reichlich Wasser und Kräutertee, Gemüsebrühe sowie Obst- und Gemüsesäfte zu sich. Letztere werden mit Wasser verdünnt, da sie sonst zu konzentriert sind. Um eine Auszehrung der Vitalstoffdepots zu vermeiden, werden Mikroalgen eingenommen – als Pulver in die Säfte eingerührt oder in Tablettenform. Ob Sie Chlorella oder Spirulina wählen sollten, hängt von der Empfindlichkeit Ihres Magens ab. Manche vertragen Chlorella ausgezeichnet und können so von der zusätzlichen darmrei-

Um den unangenehmen Geschmack im Mund während des Fastens zu vertreiben, helfen Kaugummis oder das Kauen von Pfefferminzblättern oder -dragees (ohne Zucker).

Während des Fastens kann es immer wieder vorkommen, dass Sie sich zu bestimmten Tageszeiten schlapp, müde und lustlos fühlen. In diesem Fall hilft meist, sich einen Ruck zu geben und den inneren Schweinehund zu überwinden. Oft ist es ja gerade unsere Trägheit, die uns auf unseren Pfunden sitzen lässt. Gehen Sie raus an die frische Luft! Wenn Sie nach dem Spaziergang immer noch so müde sind, können Sie sich dann hinlegen.

nigenden Wirkung der darin enthaltenen Zellulose profitieren, andere kommen weniger gut damit zurecht. Hier heißt es: am besten selbst ausprobieren! Neben der Reinigung des Darms ist es wichtig, die körperlichen Ausscheidungen generell zu fördern, also die Nieren durchzuspülen, möglichst viel zu schwitzen, in frischer Luft tief durchzuatmen und die Haut mit Bürstenmassagen zu verwöhnen.

## Bei massiven Beschwerden – abbrechen!

Dass bei einem solchen Entgiftungsprozess Beschwerden auftreten können, liegt auf der Hand. Wenn diese allzu massiv werden, sollten Sie das Fasten abbrechen. Grundsätzlich gilt: Wer nicht ganz gesund ist, sollte vor dem Fasten mit einem fastenerfahrenen, naturheilkundlich orientierten Arzt oder Heilpraktiker Rücksprache nehmen.

## Wie ist es mit dem Hunger?

Wer schon einmal eine Diät gemacht hat, kennt jenes nagende Gefühl im Magen, das einen nicht zur Ruhe kommen lässt. Anders als beim reduzierten Essen schaltet der Körper jedoch beim Fasten automatisch auf sein Alternativprogramm um, sobald er auf sein Hungersignal hin nur Flüssiges bekommt: Er weiß nun, dass es an der Zeit ist, von den Reserven zu zehren. Sobald diese Umstellung vollzogen ist, hört das Hungergefühl auf. Hartnäckig meldet es sich nur dann zu Wort, wenn Vitalstoffe fehlen. Die aber führen wir dem Organismus durch die ergänzende Einnahme von Mikroalgen zu, so dass die Hungersignale spätestens nach den ersten beiden Fastentagen aufhören sollten.

## Tipps zum Durchhalten

- Verzichten Sie nicht nur auf Genussmittel aller Art, sondern auch auf (entbehrliche) Medikamente. Nehmen Sie keine Appetitzügler, chemischen Abführmittel oder Entwässerungstabletten ein.
- Nutzen Sie Ihre Freizeit möglichst für sich. Machen Sie keine Besuche, und laden Sie niemanden ein. Verweigern Sie sich dem Zeitkiller

Nummer eins – dem Fernsehapparat. Befassen Sie sich stattdessen lieber mit all den persönlichen Dingen, die Sie schon so lange einmal tun wollten: lesen, Fotoalben anschauen, früh schlafen gehen.

- Planen Sie mehr Zeit für alle Wege ein, und lassen Sie sich nicht hetzen.
- Hören Sie auf Ihre innere Stimme. Sie weiß am besten, was Ihnen gut tut. Schlafen Sie, wenn Sie erschöpft sind, treiben Sie Sport, wenn Ihnen nach Bewegung ist, und lassen Sie sich bei der Gestaltung Ihres Tags einmal ganz von Ihren Gefühlen leiten.
- Sind die körperlichen Batterien dauernd leer, so weist das auf einen Mangel an Vitalstoffen hin. Dann empfiehlt es sich, über den Tag verteilt immer wieder ein paar Spirulinatabletten zu schlucken oder zu lutschen.
- Nutzen Sie die Fastenzeit, um Ihre Essgewohnheiten zu überdenken. Informieren Sie sich über gesündere Ernährungsweisen – z. B. eine vegetarische Vollwertkost –, und überlegen Sie, wie Sie diese in der Nachfastenzeit in Ihren Alltag übernehmen können.
- Lassen Sie jetzt bewusst den Alltag in den Hintergrund treten. Gehen Sie für die Zeit des Fastens möglichst keine beruflichen oder familiären Verpflichtungen ein.
- Falls Sie die Fastenkur während Ihrer Arbeitszeit durchführen: Denken Sie an den veränderten Körper- und Mundgeruch. Spülen Sie den Mund häufig mit Mundwasser, oder saugen Sie ab und zu ein Stück Zitrone aus. Lutschen Sie Pfefferminzdragees (ohne Zucker), oder kauen Sie Kümmel- oder Aniskörner. Stehen Sie morgens etwas früher auf als gewohnt, damit Sie mehr Zeit für sich haben. Während die anderen Essen: Nutzen Sie die Mittagspause zu einem Spaziergang. Die frische Luft wird Ihnen gut tun.

**Lassen Sie während der Fastenzeit alles weg, was nicht unbedingt notwendig ist. Lösen Sie sich ganz bewusst von lieb gewonnenen, aber für den Körper nicht unbedingt zuträglichen Gewohnheiten. Verbannen Sie die Medien ins Abseits, und konzentrieren Sie sich auf sich selbst.**

## Die Aufbautage

Nach mehrtägigem Fasten – manche dehnen es über fünf, andere gar über zehn Tage oder noch länger aus – ist irgendwann die Zeit gekommen, das Fasten zu brechen. Sie werden sehen: Nach dieser Phase der Enthaltsamkeit sehnt sich der Körper nicht etwa nach einem Sonntagsbraten, süßen Torten oder Schokolade, sondern nach allem, was leicht ist. Geschmacks- und Geruchssinn sind über alle Maßen gestärkt, und so wird das Fastenbrechen zu einem besonderen Erlebnis. Die erste feste Nahrung, die auf dem Speiseplan steht, ist eine wahrhaft paradiesische Frucht: ein reifer Apfel.

Geben Sie Ihrem Darm Zeit: Der Darm nimmt seine Funktion erst dann wieder auf, wenn er gefüllt ist – meistens erst am zweiten Tag nach dem Fasten. Warten Sie also ab, und nehmen Sie keine Abführmittel!

## Speiseplan für den ersten Aufbautag

- Morgens: Kräutertee
- Vormittags: fastenbrechen mit 1 reifen Apfel. Kauen Sie lange, und genießen Sie! Wundern Sie sich nicht, wenn Sie schon nach dem Verzehr der halben Frucht vollkommen satt sind.
- Zwischendurch und zu den Mahlzeiten: immer noch viel trinken; Chlorella absetzen, die Spirulinakur noch etwa 1 Woche lang fortführen
- Mittags und abends: je 1 Teller Gemüsesuppe

## Gemüsesuppe für den ersten Aufbautag (für 2 Personen)

***Zutaten:*** 2 kleine Kartoffeln • 2 Möhren • 1 dünne Stange Lauch
1 Stück Sellerie • 1/2 l Wasser • 1 gehäufter TL Gemüsesuppenpulver
etwas Majoran • etwas frische Petersilie

***Zubereitung:*** Die Kartoffeln schälen, das restliche Gemüse putzen und alles in feine Scheiben schneiden. Das Wasser zusammen mit dem Gemüsesuppenpulver zum Kochen bringen, und die Kartoffeln und das Gemüse darin garen. Die Brühe mit Majoran abschmecken. Nach Wunsch die Suppe pürieren und eventuell mit noch etwas heißem Wasser auffüllen. Die Brühe vor dem Servieren mit frischer, fein gehackter Petersilie bestreuen.

Es ist nicht empfehlenswert, die Gemüsesuppe mit Spirulina anzureichern. In der Zeit des Fastenbrechens sind unsere Geschmacksnerven extrem sensibel, und so sind die ersten Mahlzeiten ein ganz besonderer Genuss. Da lohnt es sich, das, was man zu sich nimmt, geschmacklich nicht zu verfälschen, sondern pur zu kosten und zu genießen.

## Der zweite Aufbautag

Um Ihrem Körper das Umschalten vom Fastenprogramm zum Normalbetrieb zu erleichtern, gibt es mittags eine leichte Gemüsemahlzeit wie Pellkartoffeln mit gedünsteten Möhren und dazu frische Blattsalate der Saison. Abends steht eine leichte Kartoffelsuppe auf dem Speiseplan. Achten Sie darauf, nicht zu viel Salz an die Speisen zu geben, ersetzen Sie dieses in Zukunft immer öfter durch aromatische Kräuter.

### Und wie geht's weiter?

Nach der Fastenzeit ist so manches Kilogramm dahingeschmolzen, und etwas anderes ist an deren Stelle getreten: ein völlig neues Körpergefühl! Sie spüren wieder sehr deutlich, wann Sie Hunger haben, wann Sie satt sind und auch, welche Nahrungsmittel Ihnen gut tun und welche nicht. Nutzen Sie diese neu gewonnene Sensibilität, damit es Ihnen in Zukunft besser geht.

## Die Saftfastenkur

In vielen traditionellen Gesellschaftsformen und Religionen ist die Einhaltung eines wöchentlichen Fastentags Brauch, und wer nicht gleich eine längere Zeit auf feste Nahrung verzichten möchte, der kann es mit dieser alten Sitte halten. Ein wöchentlicher Saftfastentag mit Spirulina ist eine gute und natürliche Möglichkeit, den Körper zu entschlacken und zu regenerieren, ohne ihm die Nährstoffe zu entziehen, die er für einen gesunden, effizienten Stoffwechsel braucht. Ein solcher Gesundheitstag erfordert weder große Anstrengung noch besondere Vorbereitung.

### Saftfastentag mit Spirulina

- Nehmen Sie an diesem Tag auf keinen Fall feste Nahrung zu sich.
- Meiden Sie Genussmittel aller Art.
- Trinken Sie über den Tag verteilt etwa 1 Liter möglichst frisch gepressten, mit Spirulina angereicherten Obst- oder Gemüsesaft (siehe Rezeptvorschläge im Abschnitt »Energiedrinks« auf Seite 49ff.).
- Trinken Sie zusätzlich reichlich Wasser oder Kräutertee.

In wissenschaftlichen Untersuchungen wurde herausgefunden, dass Spirulina kein Schlankheitsmittel im eigentlichen Sinn ist. Nimmt man es jedoch über einen längeren Zeitraum hinweg ein, so sinkt das Körpergewicht durch die verbesserte Stoffwechselfunktion bei unveränderter Ernährung dennoch um etwa ein bis zwei Kilogramm.

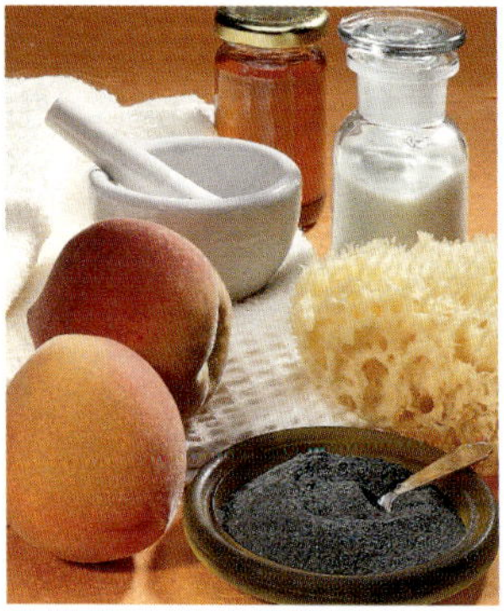

*Gesichtsmasken und -packungen auf Algenbasis führen der Haut viele unverzichtbare Nährstoffe zu.*

Ein gesundes Hautbild kann erblich bedingt sein. Meist ist es aber auf eine ausgewogene Ernährung, eine gute gesundheitliche Verfassung und intensive Pflege zurückzuführen. Die regelmäßige Gesichtspflege ist eine Grundvoraussetzung für eine gesunde Haut. Diese können Sie ohne Bedenken täglich mit Spirulina durchführen. Sie stellen dem Körper all das zur Verfügung, was er für die Schönheit von innen und außen braucht.

# Äußerliche Anwendung

Mikroalgen entfalten die Vorzüge ihres hohen Nährstoffanteils nicht nur als Nahrungsergänzung. Auch in der äußerlichen Anwendung sind sie wirkungsvoll, und sie lassen sich daher in der Haut- und Körperpflege ebenso einsetzen wie unterstützend bei der Behandlung diverser Hautprobleme.

## Tägliche Hautpflege

Bei den meisten Menschen ist die Haut eher trocken oder fettig; daneben gibt es auch noch verschiedene Mischtypen. Eine gute Pflege ist ungeachtet des Alters und des Hautbilds wichtig. Mit Spirulina können Sie Ihrer Haut jeden Tag etwas Gutes tun. Denn Spirulina gedeiht als einzige unter den Mikroalgen in alkalischem, stark salzhaltigem Wasser, über das sie eine Vielfalt von Mikronährstoffen aufnimmt. Die hohe Konzentration und die ausgewogene Zusammensetzung dieser Stoffe in den blaugrünen Algen erklärt deren bemerkenswert revitalisierende und aufbauende Wirkung auf die Haut. Mittlerweile werden für alle Hauttypen fertige Kosmetikpräparate auf der Basis von Spirulina angeboten. Da gibt es Reinigungsemulsionen, Gesichtswasser, Pflegecremes für Tag und Nacht ebenso wie Peelings und Masken (siehe Bezugsquellen auf Seite 94).

### Auf natürliche Weise schön

Auf dem Markt gibt es die verschiedensten Kosmetika, in denen auch viele der in Spirulina enthaltenen Nährstoffe enthalten sind. Meist handelt es sich dabei um synthetische Varianten dessen, was Spirulina von Natur aus bereitstellt. Der Körper weiß jedoch mit künstlich hergestellten Substanzen oftmals nichts Rechtes anzufangen. Natürliche Stoffe aber kann er identifizieren und nimmt sie dankbar an.

## Wirkstoffe für die Haut in Spirulina

### Beta-Karotin

Beta-Karotin ist eine Vorstufe des Vitamin A. Es schützt die Haut vor Umwelteinflüssen und verhilft ihr zu neuer Elastizität. Beta-Karotin unterstützt in der Kombination mit Vitamin E, Selen und Zink die Fähigkeit der Haut, Schlacken zu eliminieren.

Beta-Karotin hilft der Haut bei der Entgiftung. Wie wichtig das ist, wird deutlich, wenn man bedenkt, dass 20 Prozent der Stoffwechselabfälle durch die Haut ausgeschieden werden.

### Chlorophyll

Chlorophyll absorbiert Sonnenlicht und gibt es an den Menschen weiter. Für den Hautstoffwechsel ist es insbesondere wegen seiner zellaufbauenden und sauerstoffspeichernden Fähigkeit interessant. Durch seine antibakteriellen Eigenschaften wirkt es gleichzeitig Entzündungen der Haut entgegen.

### Gamma-Linolensäure

Gamma-Linolensäure kann vom Körper nicht selbst gebildet werden. Sie vermindert den Wasserverlust der Haut, fördert die Durchblutung und schützt vor UV-Strahlung.

### Mineralien und Spurenelemente

Mineralien und Spurenelemente sind wichtige Bestandteile der intrazellulären Flüssigkeit, aus der sich die Zelle ernährt, und damit unverzichtbar für eine optimale Funktion der Haut.

Gerade bei den Mineralien und Spurenelementen kommt es auf eine gute Versorgung von außen und von innen an.

### Proteine

Proteine werden von den Aminosäuren gebildet, die als natürliche Hautelemente das Selbstregulierungssystem auf Trab bringen und in Schwung halten. Sie bilden das Energiepotenzial der Zelle und schützen die Haut gegen Feuchtigkeitsverluste. Gleichzeitig regen sie die Regeneration der Kollagenfasern der tieferen Hautschichten an.

### Vitamine

Vitamine aktivieren die Funktion der Epidermis und spielen damit eine wichtige Rolle bei der Verzögerung des Hautalterungsprozesses.

# Masken – Urlaub für die Haut

Zusätzlich zur täglichen Reinigung können Sie mit Masken dafür sorgen, dass Ihre Haut länger straff und elastisch bleibt und frischer aussieht. Dank ihrer nährenden, feuchtigkeitsschützenden und beruhigenden Wirkung sind Spirulinamasken für alle Hauttypen geeignet. Sie wirken gegen Austrocknen ebenso wie gegen Unreinheiten.

## Spirulina pur

Für diese Maske wird einfach 1 Esslöffel Spirulinapulver mit etwas Wasser zu einer Paste verrührt und auf die Haut aufgetragen. Nach etwa 1/4 Stunde können Sie die Maske mit einem feuchten Waschlappen abnehmen und mit viel klarem Wasser nachspülen. Anschließend die Haut mit Gesichtswasser klären und wie gewohnt eincremen. Hilft hervorragend bei Hautunreinheiten.

Obstmasken sind zwar sehr gut für die Haut, aber sie verlaufen leicht. Am besten lassen sich Obst- und Fruchtpackungen auftragen, wenn Sie sich dazu in die Badewanne setzen – was zusätzlich zur Entspannung beiträgt.

## Fruchtmaske mit Spirulina

Aus Aprikosen, Pfirsichen und Äpfeln lassen sich hervorragend Gesichtsmasken herstellen: Je nach Größe etwa 2 bis 3 Aprikosen, 1 bis 2 Pfirsiche oder 1 Apfel im Mixer pürieren. 1 gehäuften Teelöffel Spirulinapulver zugeben, nochmals durchmixen. Wenn Sie zusätzlich 1 Ei oder 1 Teelöffel Honig unterrühren, verleiht das der Mischung mehr Substanz. 15 bis 20 Minuten einwirken lassen und mit einem Waschlappen abnehmen. Mit klarem Wasser nachspülen, mit Gesichtswasser klären und eincremen.

## Vorsicht, Spirulina färbt ab

- Achtung: Zum Abnehmen von Spirulinamasken sollten Sie nicht gerade Ihre allerschönsten, nagelneuen Waschlappen verwenden.
- Die intensive grüne Farbe geht zwar gut von der Haut ab, lässt sich aber nicht so ohne weiteres aus dem Stoff auswaschen!

### Spirulinamasken für Eilige

Wer es eilig hat und keine Zeit findet, selbst eine Maske anzurühren, der kann auch jede Fertigmaske mit Spirulina aufwerten. Dazu einfach Spirulinapulver mit dem gekauften Produkt vermischen. Rühren Sie jedoch immer nur so viel an, wie Sie für eine Behandlung brauchen – in trockenem Zustand und in licht- und luftdichter Verpackung lässt sich Spirulina gut aufheben, ist sie aber erst einmal in Verbindung mit Flüssigkeit gebracht worden, muss sie sofort aufgebraucht werden.

### Augenmaske mit Spirulina

Nach einem langen Arbeitstag oder auch, wenn es am Vorabend einmal wieder viel zu spät geworden ist, wirkt eine Augenmaske ausgesprochen beruhigend. Sie ist ganz einfach anzuwenden: Übergießen Sie 2 Kamillenteebeutel mit kochendem Wasser. Rühren Sie 1 Teelöffel Spirulinapulver in den Tee ein, und warten Sie, bis die Mischung auf Körperwärme abgekühlt ist. Drücken Sie die Beutel aus, legen Sie sie auf die Augen, und lassen Sie sie einige Minuten einwirken.

## Rubbeln Sie Ihre Haut glatt

Ein Peeling beseitigt abgestorbene Hautzellen von der Hautoberfläche und lässt den Teint frischer und gesünder aussehen. Mischen Sie 1 Tasse Hafermehl (je nach Wunsch fein oder grob) mit 1 Teelöffel Honig und 1 Tasse gemahlenen Mandeln. Geben Sie 1 Teelöffel Spirulina dazu, und rühren Sie gut um. Wenn die Mischung zu fest ist, können Sie sie mit ein wenig Wasser – besser noch Rosenwasser – verdünnen. Tragen Sie das Ganze wie eine Maske auf, und massieren Sie sie mit angefeuchteten Fingerspitzen sanft ein. Dabei besonders schuppige Stellen oder Mitesserproblemzonen bearbeiten. Das Peeling anschließend einfach mit einem feuchten Waschlappen abnehmen, mit viel klarem Wasser nachspülen und mit Gesichtswasser klären. Zum Schluss die Haut gut eincremen.

Damit die wohltuende Wirkung der Gesichtsmaske noch besser zum Tragen kommt, können Sie vorher ein Peeling machen. Nach 2 bis 3 Minuten sanftem Rubbeln wird die Peelingmischung mit viel lauwarmem Wasser wieder abgewaschen.

# Erste Hilfe für die Hände

Hausarbeit und zarte Hände – das scheint sich total zu widersprechen, und doch: Spirulina kann helfen, die Spuren des Alltags verschwinden zu lassen! Für die tägliche Pflege etwas Spirulinapulver in eine fertig gekaufte Creme für trockene Haut einrühren, ein paar Minuten quellen lassen, dann nochmals gut verrühren. Nie mehr als die Menge für ein bis zwei Tage anmischen! Die Creme nach jedem Händewaschen auftragen und gut ins Nagelbett einmassieren. Das sieht anfangs etwas merkwürdig aus, denn die Hände werden völlig grün, doch nach ein paar Minuten hat die Haut die Farbe vollkommen aufgenommen. Letzte Reste am Nagelbett lassen sich leicht mit einem Maniküreståbchen entfernen. Die Hände danken Ihnen diese Wohltat mit einer wunderbar glatten Haut.

Wer es sich ganz einfach machen will, kann auch eine fertige Spirulinacreme für trockene Haut zur Hand- und Fußpflege verwenden. Ein guter Schutz für strapazierte Hände: Tragen Sie bei der Hausarbeit Gummihandschuhe und im Winter warme Handschuhe gegen die Kälte.

## Spirulinahandpackung

In ganz hartnäckigen Fällen hilft eine Spirulinahandpackung. Dazu vor dem Schlafengehen die oben beschriebene Spirulinacreme messerrückendick auf die Hände auftragen und Mullhandschuhe darüber ziehen. Am nächsten Morgen sind die rauen Stellen verschwunden.

# Fußpflege mit Mikroalgen

Unsere Füße sind dazu gedacht, uns zu tragen, und so sollte es ihnen auch nicht viel ausmachen, wenn wir tagaus, tagein auf den Beinen sind. Dennoch leiden viele von uns unter rissiger Haut, Hühneraugen und Schwielen. Und auch der Fußpilz greift um sich. Kein Wunder, wo wir doch meistens nicht barfuß unterwegs sind, sondern unsere Füße in Strümpfe aus mehr oder weniger synthetischen Materialien und oftmals in viel zu enge, unbequeme, hohe Schuhe zwängen. Das feuchtwarme Ambiente, das da entsteht, ist ein geradezu idealer Nährboden für Parasiten. Die freuen sich – wir Menschen leiden. Nun können wir in unseren Breiten allein aus klimatischen Gründen wohl kaum ganz

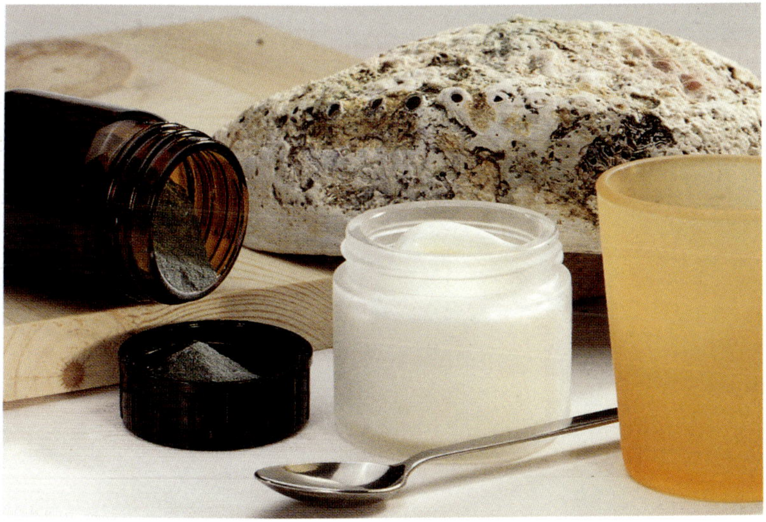

*Durch die Zugabe von etwas Spirulinapulver kann jede normale Creme oder Lotion mit den Vitalstoffen der Alge angereichert werden. Achten Sie darauf, nicht zu viel Pulver beizufügen, sonst kann die Creme abfärben, bevor sie eingezogen ist.*

auf Strümpfe und Schuhe verzichten und künftig nur noch barfuß gehen, zumal das bei dem einen oder anderen Anlass sicher etwas merkwürdig anmuten dürfte. Wer sich dennoch nicht mit Fußpilz, schmerzhaften Hautrissen und unansehnlicher Hornhaut zufrieden geben will, für den sind Fußbäder mit Spirulina genau das Richtige.

## Eine Wohltat für die Füße – Spirulinabäder

Füllen Sie eine Wanne mit heißem Wasser. Rühren Sie 2 bis 3 Esslöffel Spirulinapulver zuerst mit etwas kaltem Wasser an, geben Sie die Mischung dann ins Wasser, und verteilen Sie sie darin. Das Wasser sollte so heiß sein, wie Sie es gerade noch aushalten können. Stellen Sie die Füße so lange in das Bad, bis es abgekühlt ist. Dann trocknen Sie sie ab und cremen sie gut ein, am besten mit einer Spirulinacreme für trockene Haut. Wiederholen Sie dieses Fußbad täglich mindestens 1 Woche lang. Es wirkt in erster Linie gegen Fußpilz. Aber auch wenn Sie nicht unter dieser lästigen Krankheit leiden, können Sie mit dieser Kur Ihren Füßen etwas Gutes tun: Die Haut wird schön glatt und weich.

**Wichtig:** Benutzen Sie zum Abtrocknen möglichst ein altes Handtuch, denn grüne Verfärbungen können nicht ausgeschlossen werden!

Regelmäßige Fußbäder regen nicht nur den Kreislauf an, sie machen auch vernachlässigte und raue Haut wieder zart und geschmeidig. Vor der Pediküre hilft ein Bad, die Zehennägel und die Nagelhaut aufzuweichen.

# Was tun bei Hautproblemen?

Ob Neurodermitis oder Psoriasis – chronische Hautkrankheiten sind auf dem Vormarsch. Nun haben die meist kortisonhaltigen Salben, die von Ärzten verschrieben werden, zwar eine lindernde Wirkung und beschleunigen die Abheilung, doch die Patienten müssen dafür erhebliche Nebenwirkungen in Kauf nehmen. Darüber hinaus wird mit einer solchen äußerlichen Behandlung nichts an der eigentlichen Ursache der Symptome geändert: Sowohl Neurodermitis als auch Psoriasis sind Stoffwechselstörungen, und wenn es nicht zu einer generellen Lebensumstellung kommt, bleiben alle Bemühungen an der Oberfläche hängen. Eine Nahrungsergänzung mit Mikroalgen bietet da die richtige – und natürliche – Lösung, denn Sie bekämpft nicht nur die Symptome der Krankheit, sondern deren Ursachen. Sie aktiviert den Stoffwechsel, reinigt den Organismus und stärkt die Selbstheilungskräfte.

Auch zur Lösung von Hautproblemen kann es beitragen, wenn Sie Ihre Lebens- und Ernährungsgewohnheiten langfristig umstellen. Viel Bewegung und frische Luft sowie entschlackende, ballaststoffreiche Kost mit vielen Vitaminen und Mineralien bekommen dem gesamten Organismus gut.

## Innerliche und äußerliche Therapie mit Spirulina

Gerade bei Neurodermitis und Psoriasis kommt es auf eine Behandlung von innen und von außen an. Außerdem ist wie bei allen chronischen Krankheitsbildern Geduld gefragt. Am besten wäre es, wenn Sie Ihre Ernährungsgewohnheiten langfristig umstellen, z. B. auf vegetarische Vollwertkost. Begleitend dazu sollten Sie 3-mal täglich bis zu 15 Tabletten oder 3 gehäufte Teelöffel Spirulinapulver einnehmen und außerdem die betroffenen Stellen über mindestens 1 Monat hinweg täglich mit einer Spirulinapackung behandeln.

## Spirulinapackung

Verrühren Sie 1 Esslöffel Spirulinapulver mit etwas Wasser zu einer Paste, und tragen Sie diese auf die Haut auf. Nach etwa 1/4 Stunde können Sie die Packung mit einem feuchten Waschlappen abnehmen und mit klarem Wasser nachspülen. Diese Spirulinapackung hilft übrigens auch hervorragend bei Akne, allergischen Hautausschlägen und Ekzemen.

# Körper gesund, Haare gesund

Ob wir gesund sind oder nicht, erkennt man nicht zuletzt an unserem Haar. Manchen wachsen bei all dem Alltagsstress buchstäblich graue Haare, bei anderen wiederum bleibt die halbe Pracht im Kamm hängen. In solchen Fällen empfiehlt sich eine Nahrungsergänzung mit Spirulina. Denn Mikroalgen setzen dort an, wo die Schönheit herkommt: nämlich von innen.

Wenn man bedenkt, dass laut Angaben der Weltgesundheitsorganisation 80 Prozent aller Krankheiten auf ungünstige Umwelteinflüsse und eine ungesunde Lebensweise – d. h. auch ungesundes Essen – zurückzuführen sind, so wird deutlich, welch positiven Einfluss eine Nahrungsergänzung mit Mikroalgen auf Ihre Gesundheit haben kann.

## Gesunde Haarfarbe von innen

Reichern Sie Ihren täglichen Speiseplan mit Spirulina an, oder nehmen Sie regelmäßig Spirulinatabletten oder -pulver ein. Die in Mikroalgen enthaltene Folsäure sorgt nicht nur dafür, dass das Blut schön rot ist, sondern auch, dass die Haare länger blond, rot, braun oder schwarz bleiben. Das spart so manche DM beim Friseur, denn kostspieliges und oftmals auch schädliches chemisches Färben ist dann nicht länger nötig.

## Mikroalgen kontra Haarausfall

Vor allem auf Eisen- und Proteinmangel zurückzuführender Haarausfall lässt sich in manchen Fällen erfolgreich mit den blaugrünen Mikroorganismen bremsen. Führen Sie dazu eine kurmäßige Nahrungsergänzung mit Spirulina durch: Nehmen Sie über einen längeren Zeitraum hinweg täglich 6 Tabletten ein.

### Prophylaxe mit Mikroalgen

Sie müssen nicht mit der Einnahme von Mikroalgen warten, bis Ihre Haare grau werden oder gar ausfallen:

- Die regelmäßige Nahrungsergänzung mit Spirulina bringt den Stoffwechsel in Schwung und versorgt den Körper mit allem, was er braucht.
- Das dankt er Ihnen mit schönem Haar und gesunden, festen Fingernägeln.

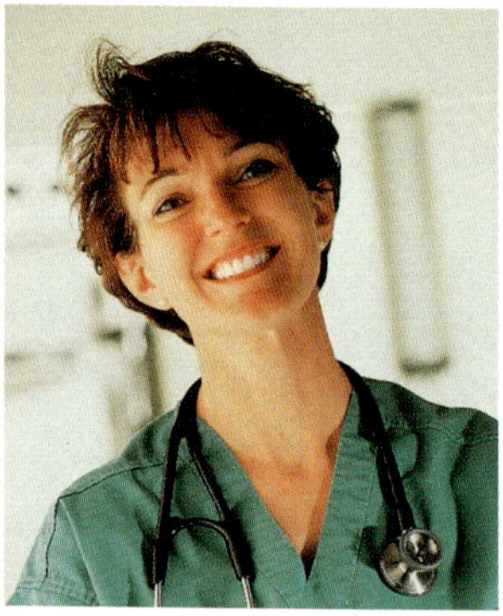

*Viele Ärzte wissen heute um die Kraft des ganzheitlichen Heilens. Mikroalgen sind wertvolle Heiler aus der Natur.*

Spirulina ist kein Allheilmittel gegen alle möglichen Krankheitssymptome, aber sie kann – in Verbindung mit einer ausgewogenen Ernährung – die Reaktivierung der Selbstheilungskräfte des Organismus unterstützen.

# Heilen mit Mikroalgen von A bis Z

Mikroalgen sind kein Heilmittel im eigentlichen Sinn, sondern eine natürliche Basisversorgung mit Mikronährstoffen. Ihre Stärke liegt dabei in erster Linie in der Vorbeugung und nicht in der Heilung bereits bestehender Krankheitsbilder, obgleich sich durch ihren Verzehr gerade bei ernährungsbedingten oder durch Schadstoffbelastung verursachten Symptomen oftmals eine Besserung einstellt. Dies liegt wohl daran, dass durch die Algennahrung die ausgezehrten Nährstoffdepots wieder gefüllt werden und der Organismus damit Hilfe zur Selbsthilfe bekommt. Dennoch sollte man Mikroalgen nicht als Wunderdroge missverstehen. Sie sind und bleiben eine Ergänzung zur täglichen Ernährung, und wer seinen Körper permanent mit Fleisch, Fett, pappigem Weißbrot, Konservennahrung, Fastfood und Süßwaren traktiert, kann auch von Mikroalgen keine großartigen Erfolge erwarten. Unser Körper will eben rundum gut behandelt werden. Eine grüne Pille allein – und sei es die allerbeste, allernatürlichste und allergesündeste – reicht nun einmal nicht!

## Natürliche Prophylaxe mit Mikroalgen

Der vorbeugende Verzehr von Mikroalgen basiert auf dem lebensbejahenden Konzept, über die Ernährung gesund zu werden und nicht über Medikamente. So werden die winzigen Organismen auch als Probiotikum bezeichnet (»pro« ist lateinisch und bedeutet »für« oder »gemäß«, »bios« kommt aus dem Griechischen und steht für »das Leben« – »pro bios« heißt also »für das Leben«). Anders als die in der modernen westlichen Welt nicht nur zur Krankheitsbekämpfung, sondern sogar als Futterzusatz (!) in der Tierhaltung eingesetzten Antibiotika (»anti« ist griechisch für »gegen«), konzentrieren Mikroalgen sich nämlich auf die Erweckung und Stärkung der Lebenskräfte.

# Akne

Vor allem in der Pubertät spielt die Haut verrückt: Die Talgdrüsen sind überaktiv und bescheren so manchem Jugendlichen Pickel und Mitesser – und das ausgerechnet vor dem ersten Date. Kein Wunder, denn Nervosität und Stress regen die Talgproduktion zusätzlich an. Vor lauter Verzweiflung greift die/der Leidgeprüfte zu scharfen Waffen: Mit Waschcremes und Lotionen, Gesichtswassern und Komedonenquetschern versucht sie/er, der Plage zu Leibe zu rücken. Das Resultat ist leider oft enttäuschend, denn je mehr man (oder frau) an der entzündeten Haut wäscht, zerrt und zupft, desto gereizter reagiert sie. Es sind beileibe nicht nur Jugendliche, die unter diesen Pusteln und Mitessern leiden. Auch immer mehr Erwachsene haben damit zu tun.

Bei der Akne treten entzündete Pickel in mehr oder minder großer Zahl auf, wobei die Entzündungen tief in die Hautschichten hineinreichen. Eine ausgeprägte Akne sollte deshalb immer vom Arzt oder Heilpraktiker behandelt werden.

## Innerliche Anwendung

Die emotionalen Faktoren, die erwiesenermaßen beim Auftreten von Akne eine wichtige Rolle spielen, lassen sich durch Mikroalgen natürlich kaum beeinflussen. Dennoch lässt sich das gestörte Hautbild durch Spirulina verbessern. Führen Sie dazu eine kurmäßige hochdosierte Nahrungsergänzung mit Spirulina durch: Nehmen Sie über einen längeren Zeitraum hinweg 3-mal täglich insgesamt bis zu 15 Tabletten oder jeweils 3 gehäufte Teelöffel Pulver ein. Das darin reichlich enthaltene Chlorophyll sorgt nämlich für eine Anregung des Hautstoffwechsels und unterstützt den Wundheilungsprozess.

## Äußerliche Anwendung

- Zur Beruhigung der Haut empfiehlt sich eine Spirulinamaske.
- Sie sollten die betroffenen Stellen über mindestens 1 Monat hinweg täglich mit dieser Mikroalgenpackung behandeln.
- Verrühren Sie 1 Esslöffel Spirulinapulver mit Wasser zu einer Paste. Tragen Sie diese auf die Haut auf. Nach 1/4 Stunde können Sie die Packung mit einem feuchten Waschlappen abnehmen und mit klarem Wasser nachspülen.

# Allergien

Mittlerweile leidet bereits jeder vierte Bundesbürger unter einer Allergie. So vielfältig die Auslöser sind, so vielfältig sind auch die Erscheinungsbilder dieser Volkskrankheit, bei der das Immunsystem nicht mehr weiß, was es tut.

Triefende Augen, rote Nasen, Hautausschläge und kratzende Bronchien gehören für immer mehr Menschen zum Alltag: Ihr Organismus wehrt sich gegen die stark wachsende Zahl der auf ihn einströmenden Umweltgifte, indem er Amok läuft und völlig harmlose Stoffe als Feinde identifiziert. Auf die schießt er dann mit schwerem Geschütz. Histamine werden ausgeschüttet, um die Eindringlinge abzuwehren. Die Haut juckt, und die Schleimhäute schwellen an, um die Luken dicht zu machen. Das funktioniert so gut, dass der leidgeplagte Allergiker kaum noch Luft bekommt.

## Schulmediziner oft ratlos

Die Schulmedizin steht diesem Phänomen nach wie vor meist hilflos gegenüber und beschränkt sich darauf, die Symptome zu unterdrücken oder den Körper Schritt für Schritt an das Allergen zu gewöhnen. Mit dem Erfolg, dass sich die Allergie nach dieser so genannten Hyposensibilisierung verschiebt und der Körper fortan nicht mehr auf Blütenpollen, sondern z. B. auf Erdbeeren in der beschriebenen Weise reagiert. Die Naturheilkunde bietet hier mit dem Bioresonanzverfahren schon sehr viel bessere Heilungschancen.

## Innerliche Anwendung

Beim Auftreten einer Allergie spielt das Immunsystem verrückt, und so hilft den Betroffenen alles, was die Abwehrkräfte harmonisiert. Die Vorteile einer Mikroalgenkur liegen da geradezu auf der Hand, denn sie aktivieren die körpereigenen Selbstheilungskräfte. Dennoch sollte man nicht erst warten, bis es zu spät ist: Gerade für Allergiker ist es wichtig, das ganze Jahr über etwas für ihre Immunabwehr zu tun. Die permanente Nahrungsergänzung mit Spirulina in Form von Tabletten oder Pulver sorgt gleichzeitig für eine laufende Entgiftung des Körpers, so dass dieser nicht mehr so belastet und damit von vornherein weniger allergieanfällig ist.

# Amalgambelastung

Die in Zahnplomben enthaltenen Schwermetalle – allen voran Quecksilber – führen zu teilweise gravierenden gesundheitlichen Beeinträchtigungen. Mit dem Herausbohren des Amalgams ist es nicht getan, der Körper hat meist bereits eine gewisse Menge der schädlichen Substanzen aufgenommen und eingelagert. Die Beseitigung der alten Füllungen muss von einer Ausleitung der Schwermetalle begleitet werden.

## Innerliche Anwendung

Mikroalgen fördern die Ausscheidung der im Körpergewebe gespeicherten schädlichen Amalgambestandteile, ohne dem Organismus wertvolle Mineralstoffe zu entziehen, wie dies bei einer herkömmlichen Ausleitungstherapie oftmals der Fall ist. Führen Sie also als Begleitmaßnahme eine längere Kur mit Spirulina oder Chlorella durch.

# Anämie (Eisenmangel)

Anämie äußert sich in Symptomen wie auffälliger Blässe, Schwindelgefühl, Ohrensausen und schneller Ermüdung. Auf die kleinste Anstrengung reagiert der Körper mit Herzklopfen und Kurzatmigkeit. Zu den besagten Mangelerscheinungen kommt es vor allem durch Blutverlust bei Unfällen oder Operationen, infolge der weiblichen Regel oder durch stark blutende Hämorrhoiden.

## Innerliche Anwendung

Eine dauerhafte Nahrungsergänzung mit Mikroalgen kann helfen, denn sie enthalten große Mengen von Chlorophyll, das im Körper in Hämoglobin umgewandelt wird. Ein weiterer Vorteil von Spirulina: Es enthält neben Eisen die Blut bildenden Vitamine B12 und Folsäure. Die reichlich vorhandenen Aminosäuren sorgen zudem dafür, dass das dem Körper zugeführte Eisen besser aufgeschlossen werden kann.

Chlorophyll ist ein grüner Pflanzenfarbstoff, der wegen seiner Ähnlichkeit zur Molekularstruktur des Hämoglobins oftmals als grünes Blut bezeichnet wird. Chlorophyll bildet sich um ein Magnesiumion, Hämoglobin hingegen um ein Eisenmolekül herum. Wissenschaftler gehen davon aus, dass bei der Zuführung ausreichender Mengen von Eisen das Magnesium ersetzt und das Chlorophyll auf diese Weise in Hämoglobin umgewandelt werden kann. Dies mag erklären, warum Betroffene von einem positiven Einfluss der Mikroalgen auf ihren Eisenmangel berichten.

# Augenprobleme

Die Netzhaut des Auges hat den höchsten Gehalt an Vitamin A im Körper. Die Anforderungen, die das moderne Leben an unsere Augen stellt, sind um ein Vielfaches gestiegen. So verwundert es nicht, dass der Bedarf an dem für die Augen so wichtigen Vitamin A um das 50fache gewachsen ist.

## Innerliche Anwendung

Führt man dem Organismus mittels Mikroalgen reichlich Beta-Karotin – die Vorstufe des Augenschutzvitamin A – zu, so kann sich das positiv auf viele Augenprobleme wie nachlassendes Sehvermögen, Nacht- und Farbenblindheit und sogar den grünen oder grauen Star auswirken. Auch schnellem Ermüden der Augen lässt sich durch die langfristige Einnahme von Spirulina entgegenwirken.

Viel Lesen, langes Fernsehen – meist zur Abend- oder Nachtzeit – nächtliches Autofahren, aber auch das Arbeiten am Computerbildschirm überanstrengt die Augen und kann den Bedarf an Vitamin A um ein Vielfaches erhöhen.

# Bluthochdruck

In unserer vom Stress geprägten Zeit verwundert es kaum, dass immer mehr Menschen einen zu hohen Blutdruck (Hypertonie) haben. Mit Hilfe von blutdrucksenkenden Mitteln gelingt es zwar meist, das Allerschlimmste – also einen Schlaganfall – zu verhindern. Der Preis ist aber eine völlige Abhängigkeit von solchen Medikamenten: Setzt man sie nämlich ab, steigt der Blutdruck sofort wieder an.

## Innerliche Anwendung

Mikroalgen sind wertvolle Spender von Linolsäure, die im menschlichen Körper nicht synthetisiert werden kann und die mit der Stimulation der Prostaglandinausschüttung in Zusammenhang gebracht wird. Prostaglandine sind Hormone, die für die Steuerung des Blutdrucks zuständig sind. Eine Nahrungsergänzung mit Spirulina macht zudem die Zellwände geschmeidig und wirkt so der Hypertonie entgegen.

# Candidainfektion

Ernährungsbedingt leiden immer mehr Menschen an einer geschädigten Darmflora, in der sich ein Hefepilz namens Candida albicans ausbreiten kann. Ist der Darm gesund, lebt dieser Pilz in einer natürlichen Symbiose mit den übrigen »freundlichen« Darmbakterien, die dessen Wachstum in Schach halten. Werden diese jedoch durch Antibiotika oder Gärungssäuren dezimiert oder gar zerstört, kann der Pilz ungehindert wuchern. Er durchdringt die Darmwände, gelangt über die Lymph- und Blutbahnen zu den inneren Organen und drosselt im wahrsten Sinn des Wortes unsere Lebensenergie.

## Innerliche Anwendung

Gegenspieler der Candida sind alle Immunsystemstärker, also auch die Mikroalgen. Einen wertvollen Beitrag zur Zellreparatur leisten Beta-Karotin als Vorstufe des Vitamin A und die Gruppe der B-Vitamine, die in Spirulina neben allen lebensnotwendigen Aminosäuren und Mineralien in hoher Konzentration enthalten sind. Vertreiben Sie den Pilz also auf natürliche Weise – mit einer Spirulinakur.

Da es sich bei Candidabefall um eine ernährungsbedingte Stoffwechselstörung handelt, setzt die Behandlung auch hier beim Essen an. Die Antipilzdiät verzichtet auf alles, was den Pilz füttert – und das sind in erster Linie die Kohlenhydrate. Die organisch lebendige, naturreine Algennahrung mit ihrer starken energetischen Strahlkraft ist bei dieser Diät eine große Unterstützung.

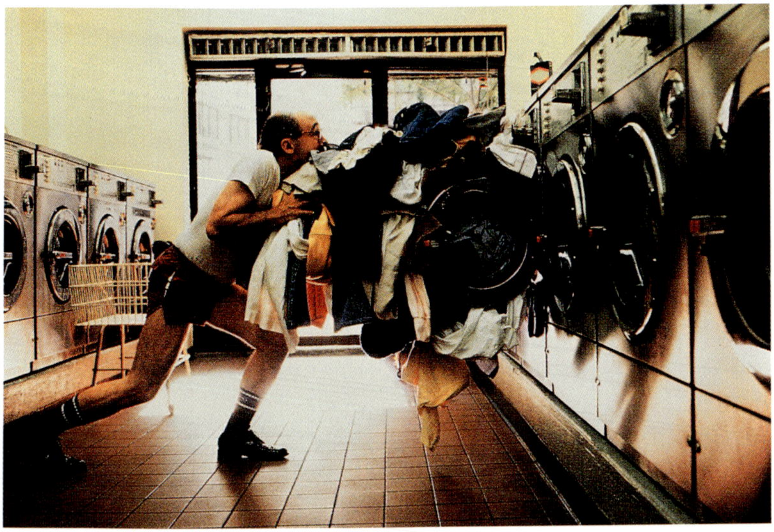

*Um Bluthochdruck vorzubeugen oder zu lindern sollte man Stress unbedingt vermeiden. Hektische Betriebsamkeit erhöht den Blutdruck und strapaziert die empfindlichen Nerven.*

## Cholesterinerhöhung

Dass ein zu hoher Cholesterinspiegel die Gefahr eines Herzinfarkts oder Schlaganfalls deutlich erhöht, hat sich mittlerweile in weiten Kreisen der Bevölkerung herumgesprochen. In verschiedenen wissenschaftlichen Studien in Deutschland und Japan wurde nachgewiesen, dass der Dauerverzehr von vier Gramm Spirulina pro Tag – das sind etwa zehn Tabletten – den Cholesterinspiegel deutlich senken kann.

Bei einem erhöhten Cholesterinspiegel helfen neben Mikroalgenkost auch folgende Maßnahmen: Meiden Sie gesättigte Fettsäuren, wie sie z. B. in Fleisch, Milchprodukten, Kokosfett und Frittiertem enthalten sind. Reduzieren Sie den Verzehr von cholesterinhaltigen Nahrungsmitteln wie Eiern, Innereien sowie generell von Fleisch und Wurst. Sorgen Sie für regelmäßige Bewegung. Achten Sie auf Ihr Gewicht, und essen Sie viel Ballaststoffreiches.

## Diabetes mellitus

Diabetes mellitus ist eine Stoffwechselstörung, die durch eine zu geringe Ausschüttung des Hormons Insulin entsteht. Insulin spielt eine wichtige Rolle bei der Umsetzung des in unserer Nahrung enthaltenen Zuckers in Glukose und deren Umwandlung in Energie. Fehlt das Hormon, wandelt der Körper statt des Zuckers die mit der Nahrung zugeführten Fette und Eiweiße um, um sich auf diese Weise mit der notwendigen Energie zu versorgen. So ist die Zuckerkrankheit auch eine Störung des Fett- und Eiweißstoffwechsels. Hauptsymptom von Diabetes mellitus ist ein erhöhter Blutzuckerspiegel und die so genannte Glukosurie, also die Zuckerausscheidung im Harn.

### Innerliche Anwendung

In Japan wurde in einer klinischen Studie bestätigt, dass sich mit der Einnahme von Spirulina – 3-mal täglich 7 Tabletten – als Ergänzung zu einer strengen Diät unter Umständen eine Stabilisierung des Blutzuckerspiegels erreichen lässt. Gleichzeitig ließen sich Gewichtsreduktionen sowie eine allgemeine Steigerung des Wohlbefindens erzielen. Neben einer etwaigen blutzuckerstabilisierenden Wirkung liegt ein weiterer Vorteil der blaugrünen Mikroalge darin, dass sie dank ihres hohen Nährstoffgehalts die sonst oftmals kaum zu zügelnden Essensgelüste reduziert und es den Betroffenen auf diese Weise erleichtert, die verordnete Diät auch wirklich einzuhalten.

## Durchfall

Was auch immer die Ursache des Durchfalls sein mag – Mikroalgen können dabei auf jeden Fall wertvolle Hilfe geben: Wer bei akutem Durchfall dauernd Spirulinatabletten lutscht oder in Gemüsesaft aufgelöstes Spirulinapulver trinkt, sollte das Schlimmste nach spätestens 24 Stunden überstanden haben. Ein weiterer Vorteil: Der hohe Vital- und Mineralstoffgehalt der Algen sorgt dafür, dass die als Begleiterscheinung auftretenden Elektrolyt-, Natrium- und Kaliumverluste innerhalb kürzester Frist ausgeglichen werden.

## Ekzeme

Selbst bei hartnäckigen Ekzemen lassen sich mit folgender Packung oftmals gute Erfolge erzielen: Kurmäßig jeden Tag 1 Esslöffel Spirulinapulver mit etwas Wasser zu einer Paste verrühren und auf die Haut auftragen. Nach etwa 1/4 Stunde mit einem feuchten Waschlappen abnehmen.

Wir sind schlapp und lustlos und können uns einfach zu nichts aufraffen: Die Frühjahrsmüdigkeit hat uns im Griff. Wir sehnen uns nach Licht und Sonne. Auch hier helfen Mikroalgen.

## Frühjahrsmüdigkeit

Wenn sich die Zeit der langen Nächte und der oftmals düsteren Witterung ihrem Ende entgegenneigt, gehen viele von uns durch ein regelrechtes Stimmungstief. Wie gut, dass wir uns bei Frühjahrsmüdigkeit ein bisschen von der wärmenden Energie von Licht und Sonne aus dem Vorratsglas holen können: Mikroalgen sind dank ihres hohen Chlorophyllanteils in der Lage, Sonnenlicht in reine Nahrung umzuwandeln, und zwar auf sehr viel effizientere Weise als jede andere Pflanze auf Erden. Den hohen Wirkungsgrad, der bei diesem Prozess – der so genannten Photosynthese – erreicht wird, haben die Algen ihrer einfachen Struktur zu verdanken. Damit sind sie ein idealer Speicher für Sonnenlicht. Wenn Sie also wieder einmal die Frühjahrsmüdigkeit plagt, können Sie sich mit einer Spirulinakur wieder auf Trab bringen.

## Fußpilz

Ob wir ihn uns nun im Schwimmbad, in der Sauna oder anderswo geholt haben – ist er einmal da, lässt er sich nur schwer wieder loswerden. Langes Leiden muss aber nicht sein, denn ein Spirulinafußbad vertreibt selbst hartnäckigen Fußpilz (Rezept siehe Seite 69). Um auf Nummer sicher zu gehen, sollten Sie während der Badekur den Körper auch von innen mit Spirulina stärken und die blaugrüne Alge entweder vermehrt beim Kochen einsetzen oder in Tablettenform schlucken.

## Herpes labialis

Ausgerechnet, wenn man etwas Wichtiges vorhat, spürt man es – dieses unangenehme Kribbeln, das das Auftreten eines Bläschenausschlags an der Lippe ankündigt. Ist er erst einmal ausgebrochen, kommt meist jede Hilfe zu spät, denn so ein Herpes ist in der Regel ausgesprochen hartnäckig und widersetzt sich jeder Behandlung. Da heißt es, sofort zu reagieren: Wer gleich beim ersten Anzeichen damit beginnt, Spirulinatabletten zu lutschen – etwa 10 Stück direkt hintereinander –, der sorgt dafür, dass sich die Bläschen nicht so stark bilden können.

Nach einer aktuellen US-Studie kann eiweißreiche Kost, zusammen mit einem Kaffee genossen, Reisende nach einem langen Flug schnell wieder fit machen. Wer dagegen dem Jetlag mit kohlenhydratreichen Lebensmitteln wie Nudeln und Brot zu Leibe rückt, soll anschließend leichter in einen Erholungsschlaf fallen.

## Jetlag

Gerade für Vielflieger ist interessant, dass die Mikroalge Spirulina dank ihrer stoffwechselanregenden und allgemein stärkenden Wirkung dem gefürchteten Jetlag entgegenwirkt. Ein gesunder, ausreichend mit Vitalstoffen versorgter Körper ist nun einmal wesentlich widerstandsfähiger und verkraftet die bei weiten Flügen unumgängliche Zeitverschiebung sehr viel besser. Auch hier gilt: öfter mal eine Tablette nehmen. Oder bereiten Sie Ihren Körper auf die Strapazen einer Reise vor, indem Sie prophylaktisch über einen längeren Zeitraum hinweg Spirulinatabletten oder -pulver zu sich nehmen.

## Kater

Wer mit dem Alkohol etwas über die Stränge geschlagen hat, dem graut meist zu Recht vor dem nächsten Morgen. Der Kater lauert mit Kopfschmerzen und Übelkeit. Ein guter Tipp zur Vorbeugung: Noch vor dem Schlafengehen 10 Tabletten Spirulina mit reichlich Wasser (mindestens 2 Gläser) einnehmen! Das verhindert die schlimmsten Auswirkungen des Alkohols, denn das viele Wasser wirkt der Dehydratation entgegen, und Spirulina führt dem Organismus die Nährstoffe zu, die der Alkohol ihm geraubt hat. So braucht der Körper nicht mit den gefürchteten Symptomen zu reagieren. Auch am nächsten Tag gilt: Viel trinken und viel Spirulina nehmen, mindestens 15 Tabletten!

## Krebserkrankungen

Mikroalgen, das sei vorweg gesagt, sind kein Mittel gegen Krebs! Wichtig in diesem Zusammenhang ist jedoch die Feststellung, dass 90 Prozent aller Krebserkrankungen ernährungs- und umweltbedingt sind, wobei allein 35 Prozent auf das Konto der Ernährung gehen.

### Mikroalgen im klinischen Versuch

▶ Entscheidend für den Krankheitsverlauf – so weiß man heute – ist die Mobilisierung der körpereigenen Abwehrkräfte. Vor diesem Hintergrund wurden in den USA, in Japan und Europa diverse Studien über mögliche positive Wirkungen einer unterstützenden Nahrungsergänzung mit Spirulina und Chlorella bei Krebspatienten durchgeführt – mit durchaus ermutigenden Ergebnissen.

▶ Angesichts der Belastungen, denen die Patienten im Verlauf ihrer Behandlung ausgesetzt sind, erscheint eine zusätzliche Versorgung mit Nährstoffen sinnvoll.
Die vitalisierende und entgiftende Wirkung der blaugrünen Mikroalgen kann dem Organismus helfen, mit den strapazierenden Nebenwirkungen von Chemo- und Strahlentherapie besser fertig zu werden.

Zu viel Fett, Fertiggerichte und Fastfood – immer mehr Menschen ernähren sich unzureichend und ungesund. Und immer mehr neue Studien scheinen zu beweisen, dass eine gesunde Ernährung Tumorerkrankungen verhindern kann.

Leberbeschwerden erfordern in erster Linie viel Selbstdisziplin bei der Ernährung und beim Alkoholkonsum. Eine Nahrungsergänzung mit Spirulina kann zum aktiven Schutz der Leberzellen beitragen.

## Leberbeschwerden

Erkrankungen der Leber sind in unserer modernen Industriegesellschaft auf dem Vormarsch. Ist die Leber erst einmal ernstlich geschädigt, kann man nicht mehr viel tun. Also liegt auch hier der Schwerpunkt auf der Vorbeugung. Durch Mikroalgen wie Chlorella und Spirulina kann die Leberfunktion unterstützt und angeregt werden. So wirkt eine langfristige Nahrungsergänzung mit den kleinen Powerpaketen aus dem Wasser der Ablagerung von Cholesterin in der Leber entgegen, fördert die allgemeine Entgiftung des Organismus und mildert nach Alkoholkonsum dessen toxische Wirkung auf die Leber ab.

## Magenprobleme

Wenn uns in unserem Leben emotional Schwerverdauliches begegnet, kann uns das leicht auf den Magen schlagen: Er rebelliert und reagiert mit dumpfem Grollen auf das meiste, was man ihm an Nahrung zuführt. In solchen Zeiten bietet sich Spirulinakost an, denn kein pflanzliches Lebensmittel kann es an Verdaulichkeit mit den blaugrünen Winzlingen aufnehmen. Probieren Sie die Rezepte (siehe Seite 42ff.) aus!

### Studie an Tschernobyl-Kindern

- Dass sich Mikroalgen auch positiv auf Entzündungen im Magen-Darm-Trakt auswirken, zeigt u.a. eine Studie, die 1996 im weißrussischen Minsk an Tschernobyl-Kindern durchgeführt wurde. Einer Gruppe von Kindern wurde über einen Zeitraum von drei Wochen hinweg eine Tagesdosis von zehn Mikroalgentabletten verabreicht.
- Neben einer Normalisierung des Blutbilds und einer Steigerung der Immunabwehr besserten sich dabei auch die bei fast allen Kindern diagnostizierten Erkrankungen des Magen-Darm-Trakts deutlich. Die Entzündungen gingen zurück, die Bauchschmerzen ließen nach und der Appetit wurde wesentlich besser.

## Neurodermitis

Nicht nur Hautrötungen, Schuppung, Nässen und Krustenbildung, sondern auch und vor allem ein quälender Juckreiz machen dem Neurodermitiker das Leben schwer. Mit Mikroalgen können Sie sowohl Ursachen als auch Symptome dieser Erkrankung bekämpfen, mit innerlichen und äußerlichen Anwendungen (siehe Seite 64ff.).

## Osteoporose

Osteoporose ist eine Krankheit, die durch den Entzug von Kalzium aus den Knochen entsteht und in unserer modernen Zivilisationsgesellschaft als eine der Volkskrankheiten schlechthin gilt. Zur Vorbeugung wird bei Osteoporose auch heute noch das Trinken von Kuhmilch empfohlen, doch die enthält sehr viel Kaseineiweiß, das der menschliche Organismus nur sehr schwer verarbeiten kann. Spirulina liefert nicht nur wesentlich besser verträgliches pflanzliches Eiweiß, sondern ebenso viel Kalzium wie die zu Unrecht so viel gepriesene Milch.

## Prämenstruelles Syndrom (PMS)

Einmal im Monat werden Frauen von den Begleiterscheinungen ihrer Mensis geradezu schachmatt gesetzt. Neuere Untersuchungen führen das vor allem auf drei Faktoren zurück: Nährstoffmangel, Stress und zu wenig Bewegung. Ersterer lässt sich mit viel frischem Obst und Gemüse sowie durch eine Nahrungsergänzung mit Spirulina ausgleichen.

## Psoriasis

Ebenso wie die Neurodermitis ist auch die Psoriasis – die Schuppenflechte – oftmals von starkem Juckreiz begleitet. Hiervon sind jedoch in erster Linie Erwachsene betroffen – im europäischen Schnitt etwa

1996 wurde an Kindern aus der unmittelbaren Umgebung des Nuklearkatastrophengebiets von Tschernobyl eine klinische Studie durchgeführt, mit der der wissenschaftliche Nachweis für die reinigende Wirkung von Spirulina erbracht wurde:
Bei Kindern mit Nahrungs- und Arzneimittelallergien und auch mit Neurodermitis war eine Linderung oder sogar ein Abklingen der Symptome festzustellen. Das Jucken ließ nach oder verschwand ganz, nässende Hautstellen wurden trockener, ohne Risse zu zeigen, und insgesamt kam es zu einer nachhaltigen Klärung des Hautbilds.

ein bis zwei Prozent der Bevölkerung! Da die Psoriasis häufig in Verbindung mit Gicht und Diabetes mellitus auftritt, liegt die Vermutung nahe, dass es sich auch hier um eine Stoffwechselerkrankung handelt. Vor diesem Hintergrund erklären sich die Erfolge, die bei Psoriasis mit Mikroalgen erzielt werden. Neben einer Umstellung auf vegetarische Vollwertkost können innerlich mit einer Spirulinanahrungsergänzung und äußerlich mit Spirulinapackungen (siehe Seite 70) deutliche Verbesserungen erzielt werden.

Das charakteristische Hautbild typischer Psoriasisherde zeigt sich in Rötungen mit silbrig glänzender Schuppung. Größe, Form, Ausbreitung und Ort dieser Herde sind individuell sehr unterschiedlich ausgeprägt.

## Schwangerschaft und Stillzeit

Dass eine Frau in der Schwangerschaft für zwei essen sollte, hat sich längst als Ammenmärchen entpuppt. Doch Vitalstoffe braucht sie schon für zwei. Da ist eine Nahrungsergänzung mit Spirulina besonders wichtig. Ideal wäre es, vor einer geplanten Schwangerschaft eine Spirulinakur zu machen: Dabei werden all die Gifte ausgeschwemmt, die die Mutter sonst an ihr Kind weitergeben würde. Außerdem: Gewöhnt sich das Baby bereits im Mutterleib an die Mikroalgen, schmecken sie ihm auch nach der Geburt.

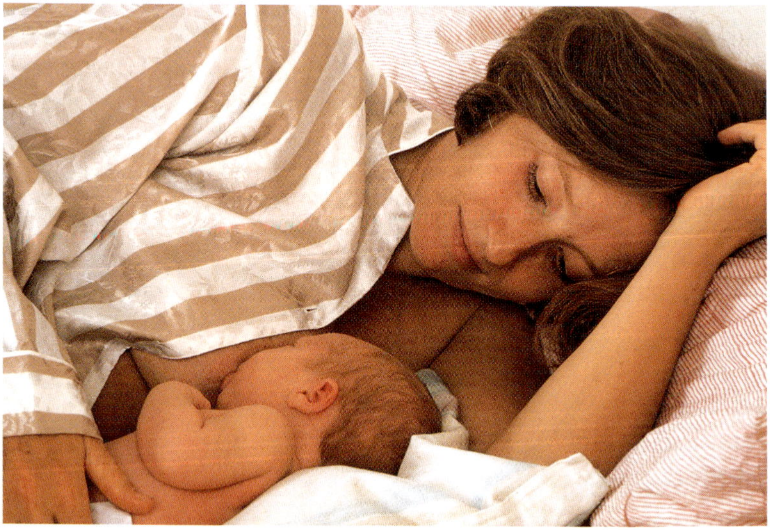

*Während der Stillzeit empfiehlt es sich für die Mutter, die Nahrung mit Spirulina anzureichern. So wird nicht nur das Baby mit Nährstoffen versorgt, sondern auch der sehr beanspruchte Organismus der Mutter gestärkt.*

# Übergewicht

In den USA und in Japan wurden umfangreiche Studien über die gewichtsreduzierende Wirkung von Mikroalgen durchgeführt. Dabei zeigte sich, dass wir es hier zwar nicht mit einer Superschlankheitspille zu tun haben, dass Mikroalgen den Stoffwechsel aber auf andere Weise positiv beeinflussen können.

Wenn die Energiebilanz nicht stimmt, setzen wir Fett an. Das bedeutet: Verbrauchen wir weniger Energie – beispielsweise durch Arbeit, Bewegung oder Sport – als wir aufnehmen, dann wird die überschüssige Energie im Körper gespeichert und zeigt sich mehr oder weniger sichtbar als Übergewicht.

## So unterstützt Spirulina Ihre Diät

Reduktionsdiäten sind generell deshalb so schwer einzuhalten, weil darin Dickmacher rigoros gestrichen werden und die Menge der Nahrungsaufnahme drastisch beschränkt wird. Spirulina unterstützt den Durchhaltewillen und damit die Erfolgsaussichten einer Diät auf zweifache Weise:

- Zum einen liefert sie große Mengen von Eiweiß, das dank seiner guten Bioverfügbarkeit vom Körper schnell umgesetzt werden kann, sowie Polysaccharide, die den Blutzuckerspiegel stabilisieren und das berühmt-berüchtigte »Elf-Uhr-Loch« abfangen. Es könnte wie ein Widerspruch anmuten, dass Spirulina einerseits Diabetikern zur Senkung, Reduktionsköstlern andererseits zur Anhebung des Blutzuckerspiegels empfohlen wird. Doch gerade an diesem Punkt wird deutlich, dass wir es hier eben nicht mit einem Arzneimittel zu tun haben, das in der Regel nur in einer Richtung wirkt. Spirulina hingegen ist ein Nahrungsmittel und führt dem Körper die Vitalstoffe zu, die er braucht, um richtig funktionieren zu können. Abweichungen von der Norm – ob nach oben oder unten – können so vom Organismus selbst auf natürliche Weise ausgeglichen werden.
- Zum anderen scheinen die in Spirulina enthaltenen Nährstoffe direkt auf die Neurotransmitter im Gehirn zu wirken, die unseren Ehrgeiz, unsere Stimmungen und unseren Appetit kontrollieren. Besonders die Aminosäuren Phenylalanin und Tyrosin scheinen die Gehirnchemie in dieser Hinsicht positiv zu beeinflussen, doch auch andere Aminosäuren wirken sich vorteilhaft auf unseren Gemütszustand, das subjektive Wohlbefinden und auf unser Hungergefühl aus.

# Übersäuerung

Neben Stress zählt eine mineralstoffarme Ernährung zu den Hauptursachen von Übersäuerung. Spirulina bietet sich als rein basische Nahrungsergänzung an, um im Körper das Säure-Basen-Gleichgewicht wiederherzustellen.

Glaubt man den Statistiken, so sind 90 Prozent aller Erwachsenen »übersäuert«. Was heißt das? Wenn wir Nahrung aufnehmen, wird diese vom Körper in Energie umgesetzt. Bei diesem Prozess werden als Abfallprodukte Wasserstoffionen freigesetzt, die sich mit Sauerstoff verbinden und dann ins Blut gelangen, von wo aus sie über die Nieren ausgeschieden werden. Bleiben zu viele dieser Ionen im Blut, so sprechen wir von einer Übersäuerung. Für die Ausscheidung der steigenden Anzahl von Wasserstoffionen wird mehr und mehr Sauerstoff beansprucht, so dass dieser dem Körper entzogen wird. Als Folge stellen sich Müdigkeit, Infektanfälligkeit und generelle Lustlosigkeit – letztendlich sogar ernstliche Krankheiten ein.

## Innerliche Anwendung

Als Ursache für die Übersäuerung des Organismus ist in erster Linie mineralstoffarme Ernährung zu nennen. Da Spirulina reichlich Mineralien und Spurenelemente enthält, ist sie ein ideales Mittel, um der Übersäuerung entgegenzuwirken und die Widerstandskraft gegenüber Krankheiten sowie das allgemeine Wohlbefinden zu stärken. Ergänzen Sie Ihre Nahrung daher regelmäßig mit Spirulina.

# Verstopfung

Zusätzliche Maßnahmen bei Verstopfung: Viel Bewegung und eine Umstellung auf ballaststoffreiche Ernährung, z. B. mit viel Obst, Rohkost und Vollkornprodukten. Besonders hilfreich bei Verstopfung sind auch Leinsamen und Weizenkleie.

Bei ballaststoffarmer Ernährung können sich im Darm Schlacken festsetzen, die auf lange Sicht zu Verstopfung, Darmträgheit, beeinträchtigter Nährstoffabsorption und sogar Darmkrebs führen können. Spirulina ist ein Stoffwechselaktivator, der die Verbrennung von Schlacken bildenden Substanzen fördert, die Darmperistaltik anregt und die Sekretion von Verdauungssäften fördert. Chlorella mit ihrem hohen Zelluloseanteil ist ballaststoffreich und bindet Giftstoffe im Darm. So tragen beide zu einer Aktivierung des Verdauungsapparats bei und helfen oft selbst bei chronischer Verstopfung.

# Wunden

Wenn anaerobe Bakterien – d.h. Bakterien, die unter Ausschluss von Sauerstoff gedeihen und bei Kontakt damit absterben, wie beispielsweise die Tetanuserreger – in eine offene Wunde gelangen, so entsteht ein ausgesprochen unangenehmer Geruch, der durch Chlorophyll unterbunden wird. Gleichzeitig hat der grüne Farbstoff eine sterilisierende Wirkung und verhindert die Vermehrung von Bakterien. Neben der infektionshemmenden Wirkung regt er außerdem das Zellwachstum an. Ein weiterer Vorteil: Chlorophyll trocknet Wunden aus und vermindert die Sekretbildung.

## So wirken Mikroalgen

Wegen ihres hohen Anteils an Chlorophyll sind Mikroalgen die Superstars unter den natürlichen Wundheilmitteln. Doch lange Zeit schlummerte dieses Talent im Verborgenen. Im Prinzip wurde zwar bereits in den fünfziger Jahren in Laborversuchen der Nachweis erbracht, dass Chlorophyll die Zellteilung anregt. Aber da man damals noch nicht über die notwendigen Apparaturen zur Trennung des Chlorophylls von anderen pflanzlichen Pigmenten verfügte, schrieb man die beobachtete Wirkung dem Karotin zu. Erst später wurde entdeckt, dass das im Chlorophyll enthaltene Magnesium eine ausschlaggebende Rolle bei der Wundheilung spielt.

## Innerliche und äußerliche Anwendung

- Bei Verletzungen aller Art ist also die Einnahme von Mikroalgen anzuraten. Führen Sie dazu gezielt eine Kur mit Tabletten oder Pulver durch.
- Bei Schnittwunden wirkt zusätzlich ein Umschlag mit Mikroalgen wahre Wunder.
- Mischen Sie etwas Spirulinapulver mit Wasser an, streichen Sie die Paste auf die betroffene Hautstelle, und bedecken Sie sie mit einer Mullbinde. Dieser Wundverband stillt die Blutung, zieht die Wunde zusammen und beugt Infektionen vor.

Chlorophyll beschleunigt die Wundheilung und gilt als ein natürliches Mittel zur Blutreinigung. Außerdem hat der Stoff, aus dem das grüne Blut der Pflanzen besteht, eine sterilisierende Wirkung und verhindert die Vermehrung von Bakterien. Mikroalgen sind eine der reichsten in der Natur vorkommenden Chlorophyllquellen.

# Makroalgen

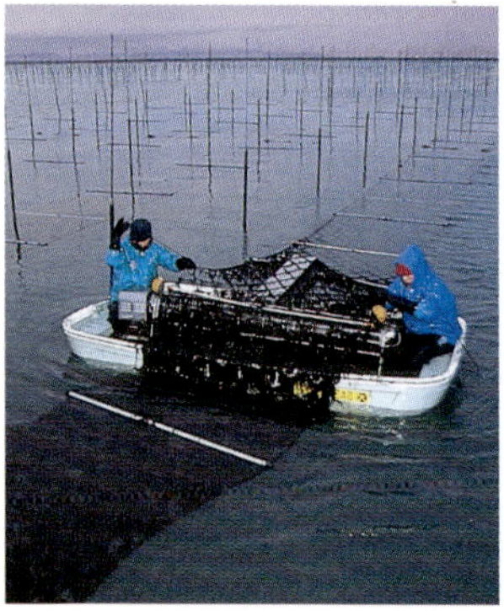

*Die so genannten Norialgen werden mittels feinmaschiger Netze aus dem Meer gefischt.*

In der asiatischen Küche sind Meeresalgen Hauptbestandteil von Gemüsegerichten, köstlichen Suppen und Salaten. Algen sind nicht nur kalorienarm, sondern sie stärken die Abwehrkräfte und beugen Mangelerscheinungen vor – genügend Gründe also, um das Meeresgemüse einmal auszuprobieren.

Bisher haben wir gesehen, wie wir mit einer sinnvollen, natürlichen Nahrungsergänzung durch Mikroalgen gesund und fit bleiben können. Nun ist in der einschlägigen Literatur und in der Presse auch immer wieder die Rede von der Wohltat der Meeresalgen. Sie sind die großen Schwestern von Spirulina und Chlorella. Ihre Stärke liegt nicht in der Nahrungsergänzung, vielmehr stellen sie als Gemüse aus dem Meer eine eigenständige Zutat in einer gesunden Küche dar.

## Schwierigkeit in Deutschland mit Makroalgen

Hier in Deutschland dürfen die meisten dieser Makroalgen nur über Umwege in die Kochtöpfe gelangen. Hat doch das Bundesinstitut für gesundheitlichen Verbraucherschutz und Veterinärmedizin in Berlin den darin enthaltenen Jodanteil für zu hoch befunden. Und das, obwohl gerade in Deutschland besonders viele Schilddrüsenerkrankungen registriert werden, die auf Jodmangel zurückzuführen sind. Als Folge dieses Befunds darf beispielsweise die Rotalgenart Dulse bei uns nur als Badezusatz angeboten werden, während unsere europäischen Nachbarn sie ungeniert und ganz legal auf den Tisch bringen dürfen. Wundern Sie sich also nicht, wenn Sie eine entsprechende Aufschrift auf der Packung lesen.

## Makroalgen international

Die längste Tradition haben die Makroalgen in Japan, wo sie schon vor 10 000 Jahren auf dem Speisezettel standen. Dort sind sie ein so selbstverständliches Lebensmittel wie bei uns die Kartoffel. Doch auch in Europa sind Meeresalgen nicht ganz unbekannt. So kennen die Südwaliser beispielsweise das so genannte Laver-Brot (Laver ist der dortige Name für Alge), und auch in Irland und Schottland werden Algen seit alters angeboten und verzehrt.

## Versteckte Makroalgen

Auch wer noch nie bewusst von dem Meeresgemüse gekostet hat, ist, ohne es zu merken, womöglich schon längst damit in Berührung gekommen: In Fertigpuddings und -suppen werden sie nämlich bereits seit längerem als Geliermittel, Formgeber oder Stabilisator eingesetzt. Auch die Kosmetikindustrie verwendet sie in diversen Tages- und Nachtcremes. Zur Kräftigung des Haars und gegen Zellulite soll Makroalgenextrakt ebenfalls gut sein.

Auch wenn es um unsere Schönheit geht, sind Algen nahezu unschlagbar. So gibt es unzählige Produkte für Kosmetik und Körperpflege, die Algenextrakte enthalten. In Shampoos z. B. regulieren sie die Talgdrüsenproduktion und beugen Haarausfall vor. Viele andere Pflegemittel wie Zahnpasta, Reinigungsmilch und Hautcremes gibt es ebenfalls mit den Wirkstoffen der Algen.

## So werden Makroalgen unterschieden

Algen werden nach Farben in drei Kategorien eingeteilt. Mit den grünen und blaugrünen Mikroalgen, die in Binnengewässern beheimatet sind, haben wir uns bereits ausgiebig befasst. Zu den Makroalgen gehören die Braun- und die Rotalgen, die als Seetang an die Küsten der Weltmeere gespült werden. Für den Verzehr werden sie in Unterwasserfarmen gezüchtet und mit Spezialschiffen geerntet. Die an der Oberfläche gedeihenden Arten werden im Frühjahr, die in der Tiefe wachsenden im Herbst geerntet.

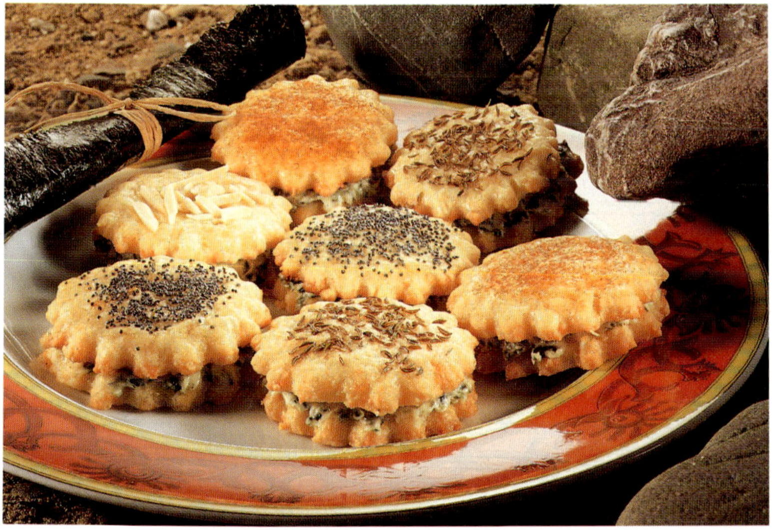

*Die schmackhaften Käsetaler mit Norifüllung sind nur ein Beispiel dafür, wie köstlich und vielfältig sich Algen auch in der Küche einsetzen lassen.*

## Vorsicht bei Allergieneigung

▶ Anders als bei der Mikroalge Spirulina, die in der Regel von jedem gut vertragen wird, können Makroalgen bei empfindlichen Menschen allergische Reaktionen auslösen.

▶ So ist es ratsam, anfangs mit kleinen Mengen des Gemüses aus dem Meer zu experimentieren und erst nach diesem Vortest zu normalen Portionen überzugehen.

# Kleines Makroalgen-Abc

### Agar-Agar

Agar-Agar ist ein pflanzliches Geliermittel, das sich zur Zubereitung herzhafter Aspiks ebenso eignet wie für Süßspeisen aller Art. Im Gegensatz zur herkömmlichen Gelatine ist es garantiert BSE-frei! Agar-Agar gibt es in Flocken- und in Pulverform. Erstere sind qualitativ besser, leider aber auch etwas teurer.

Agar-Agar wird bei uns überwiegend in Pulverform angeboten. Um ein starkes, schnittfestes Gelee, beispielsweise für Tortenguss zu erhalten, benötigt man auf einen halben Liter Flüssigkeit einen gehäuften Teelöffel Agar-Agar, für Fruchtkaltschalen wie Rote Grütze entsprechend weniger.

### Arame

Arame ist genau das Richtige für einen ersten Versuch mit dem Meeresgemüse. Anders als viele Makroalgen schmeckt sie nicht nach Fisch, ist aber trotzdem sehr aromatisch. Arame lässt sich schnell und mühelos zubereiten. Sie wird einfach in Gemüsegerichten mitgegart. Sie sollten dabei eine Einweichzeit von 10 und eine Kochzeit von 15 bis 20 Minuten einplanen.

### Hiziki

Hiziki ist eine ausgesprochen aromatische Algenart. Sie ist hauptsächlich in Japan, aber auch an einigen Küstenstrichen Chinas beheimatet. Hiziki können Sie – genau wie Arame – ganz einfach Gemüsegerichten beigeben und mitkochen. Die Einweichzeit beträgt hier jedoch 30 und die Garzeit etwa 40 Minuten. Hiziki wirkt stärkend und schmeckt besonders gut zu Wurzelgemüsen.

## Kombu

Kombu ist eine echte Allroundalge. Sie lässt sich wunderbar in Suppen oder Eintöpfen verarbeiten, ohne vorzuschmecken. Insbesondere ihr natürlicher Glutamatgehalt macht sie zu einer idealen Ergänzung aller Gerichte mit Hülsenfrüchten, denn er verkürzt die Kochzeit und sorgt für bessere Verdaulichkeit. Außerdem unterstreicht Kombu die natürliche Süße von bestimmten Gemüsesorten wie beispielsweise Möhren. Am besten lassen Sie Kombualgen mehrere Stunden lang einweichen, bevor Sie sie mitkochen.
Für Gerichte mit Hülsenfrüchten gilt: Geben Sie 1 Algenstreifen (pro Person rechnet man ein etwa 3 Zentimeter langes Stück) mit ins Einweichwasser, und lassen Sie alles zusammen über Nacht stehen. Danach ist die Kombu so weich, dass man sie mit der Gabel zerdrücken kann. Dann können Sie die Hülsenfrüchte wie gewohnt zubereiten.

Mit Kombualgen lässt sich dieses einfache und herzhafte Gericht zubereiten: Kombu im Schnellkochtopf etwa 7 Minuten unter Druck kochen, abgießen und abschrecken. Champignonscheiben in Sesamöl anbraten, den in Stücke geschnittenen Kombu zugeben, mit Shoyu und frischem Ingwer abschmecken und dünsten, bis alles gar ist.

## Mekabu

Mekabu ist nicht jedermanns Sache. Die einen schwören darauf und loben ihren herzhaften Geschmack, die anderen finden sie einfach widerlich. Rein von ihrem gesundheitlichen Wert aus betrachtet, ist Mekabu besonders empfehlenswert für all jene, die unter Darmbeschwerden leiden. Sie kann manchmal sogar bei chronischen Erkrankungen wie dem Morbus Crohn Linderung bringen.

## Sushi Nori

Sushi Nori ist sehr nahrhaft und würzig. Ihr Geschmack erinnert an gegrillten Fisch. Bei Kindern ist sie sehr beliebt, und manche bezeichnen sie als Fastfoodalge, weil man sie direkt aus der Tüte essen kann. Fans der in Mode gekommenen Sushibars und -restaurants ist diese Alge sicher bekannt, denn sie gehört zu vielen Gerichten dieser Küche.

## Wakame

Wakame ist leicht und erfrischend und passt gut zu Suppen. Bevor Sie diese Makroalge verarbeiten können, sollten Sie sie über Nacht einweichen. Wakame schmeckt aber auch ungekocht sehr gut: Sie können sie mit frischem Salat reichen.

## Was haben Makroalgen zu bieten?

> Makroalgen können bei regelmäßiger Einnahme einer Übersäuerung entgegenwirken. Das macht sie aber trotzdem noch nicht zu einem Wundermittel nach dem Motto: Erst drei Stück Sahnetorte, dann eine Tüte Algen, und schon ist alles wieder in Ordnung.

▶ Die glibberigen braunen und roten Tangblätter, die bei uns in der Regel in getrockneter Form auf den Markt kommen, sind reich an Mineralstoffen, die sie aus dem Meer filtern und in einer für den Menschen gut aufschließbaren Form einspeichern. So enthält Hiziki beispielsweise 14-mal mehr Kalzium als Kuhmilch. In Japan, wo seit jeher viele Algen gegessen werden, ist die bei uns so weit verbreitete Osteoporose denn auch so gut wie unbekannt.

▶ Darüber hinaus sind in Makroalgen Eisen, Kalium, Magnesium, Phosphor und eine ganze Reihe von Spurenelementen nachzuweisen, die für den Stoffwechsel und ein gesundes Zellwachstum von Bedeutung sind.

▶ Nori, Wakame und Kombu enthalten – wie die Mikroalge Spirulina – Vitamin B12, das in fast keiner anderen Pflanze vorkommt und somit bei anderer vegetarischer Kost Mangelware ist.

▶ Makroalgen wirken einer Übersäuerung entgegen. Dass beim Stoffwechsel hauptsächlich saure Endprodukte entstehen, ist ganz normal. Unser Körper ist dafür ausgelegt, und er scheidet die überschüssigen Säuren über die Nieren (Harnsäure) oder die Lunge (Kohlensäure) einfach wieder aus. Kritisch wird es erst, wenn wir uns mit Fertignahrung, Kantinenessen oder Imbisskost allzu viel Fett und Kohlenhydrate zuführen oder dauernd unserer Lust nach Süßem frönen. Dann nämlich gärt es im Gedärm. Der pH-Wert, an dem der Säuregehalt gemessen wird und der eine wichtige Rolle bei der Steuerung der Hormon- und Enzymproduktion spielt, sinkt unter die neutrale Marke von sieben ab. Damit geraten sämtliche Stoffwechselvorgänge ins Ungleichgewicht. Algen wirken dank ihres hohen Mineralstoffgehalts wie ein Puffer und können bei regelmäßigem Verzehr eine Übersäuerung ausgleichen.

▶ Algen entgiften. Die Alginsäure – ein in den Algen enthaltenes Polysaccharid – hilft dem Körper, sich von Schlacken zu befreien und sich so zu entgiften. Wer neben einer regelmäßigen Nahrungsergänzung mit Mikroalgen öfter mal beim Kochen Seegemüse verwendet – und sei es nur, indem er einen Esslöffel getrocknete Flocken übers Essen streut –, tut sich sicher etwas Gutes!

# So bereiten Sie Makroalgen richtig zu

▶ Die Algen vor der Verwendung kurz unter fließendem Wasser abspülen, um Sand und Staub zu entfernen. Längeres Wässern ist aber zu vermeiden, da sonst ein Großteil der Mineralstoffe gelöst und davongespült würde.

▶ Blattalgen wie Kombu und Wakame zeigen oft einen weißlichen Belag. Das ist kein Schimmel, sondern überschüssiges Salz. Um es zu entfernen, werden sie nicht gewaschen, sondern nur mit einem feuchten Tuch abgewischt.

▶ Danach die Algen in Wasser einweichen (Ausnahme: Sushi Nori kann einfach so aus der Tüte gegessen werden). Das Einweichwasser nicht wegschütten, sondern unbedingt mit verarbeiten, da es wertvolle Mineralstoffe enthält.

▶ Algen quellen beim Einweichen stark auf! Wer noch wenig Erfahrung mit dem Meeresgemüse hat, sollte daher anfangs mit den Mengen vorsichtig sein.

▶ Wer es eilig hat oder keine Lust auf Experimente in der Küche verspürt, kann sich im Reformhaus eine fertige Algenflockenmischung kaufen, die einfach wie ein Gewürz über Salate, Suppen, Saucen und Nudelgerichte gestreut wird und diesen eine originelle Note gibt.

## Wenn der Zahnarzt doch gebohrt hat …

▶ … spüren wir meist noch nach Stunden die Wirkung der Betäubungsspritze. Zu einer schnelleren Regeneration verhilft folgendes Mittel: 1/2 Streifen Kombualgen in 1 Tasse Wasser einweichen und mit dem Einweichwasser 15 Minuten kochen. 1 Teelöffel Tamari- oder Shoyusauce (sehr mineralstoffreich!) unterrühren und trinken.

▶ Dieser Algentee ist übrigens ein generelles Nervenstärkungsmittel, das in allen Stress- und Belastungssituationen gute Dienste leistet.

▶ Besonders zu empfehlen ist der Algentee auch bei Schichtarbeit oder für Eltern mit Kleinkindern, denn er hilft, durchwachte Nächte besser zu überstehen.

Schon die Wikinger wussten offenbar, was gut ist, und kauten deshalb auf ihren langen Seereisen Algen. Auch am chinesischen Kaiserhof schätzte man seit alters Geschmack und Wirkung des Meeresgemüses. Und auf Hawaii sammelt man seit Menschengedenken etwa 70 Algenarten, deren gesundheitsfördernde Eigenschaften vielseitig genutzt werden.

# Bezugsquellen

Hierzulande sind Mikroalgen etwa seit Anfang der achtziger Jahre im Handel.

Pionierarbeit auf diesem Gebiet leisteten Elisabeth und Richard Hau, die Spirulina in Deutschland, Österreich und der Schweiz als allererste auf den Markt brachten. Die beiden sind nach wie vor stark engagiert für die Vitalstoffe aus Wasser und Sonne und haben eine ganze Reihe von Mikroalgenspezialitäten entwickelt. So bieten sie beispielsweise als einzige eine Spirulinahautpflegeserie an.

Hau-Produkte sind über folgende Anschriften zu beziehen:

### Deutschland

**Sanatur GmbH**
Georg-Fischer-Straße 40a
78224 Singen
Tel. 0 77 31/87 83-0
Fax 0 77 31/87 83 81

### Österreich

**Life Light**
Naturwaren GmbH
Rohrbrunn 53
A-7572 Deutsch-Kaltenbrunn
Tel. 0 33 83/3 31 00

### Schweiz

**Vita Concept AG**
Hadwigstraße 6a
CH-5000 St. Gallen
Tel. 0 71/2 44 01 75

Außerdem erhalten Sie Spirulina und Chlorella in Bioläden, Reformhäusern, Apotheken sowie im Versandhandel, z. B. bei:

**Brigitte Versand**
Johannesstraße 118
73614 Schorndorf
Tel. 0 71 81/7 32 92

**greenValley GmbH**
Grüntaler Straße 156
13359 Berlin
Tel. 0 30/4 93 50 55

**Keimling Naturkost GmbH**
Bahnhofstraße 51
21614 Buxtehude
Tel. 0 41 61/5 11 60

**Udo Rosenboom**
Naturwarenversand
Postfach 2007
26603 Aurich
Tel. 04 94/95 99 49
Fax 04 94/95 99 49

**Vita Cron & Co. Austria**
Haller Straße 165
A-6020 Innsbruck
Tel. 05 12/26 26 94
Fax 05 12/26 26 98

**Über die Autorin**
*Ulla Rahn-Huber* ist seit vielen Jahren als Übersetzerin und freie Autorin im Bereich des ganzheitlichen Lebens und Heilens tätig. Außerdem setzte sie sich intensiv mit alternativen Heilmethoden und gesunder Ernährung auseinander und hält zum Thema auch Seminare und Vorträge.

**Literatur**
*Lützner, Dr. Hellmut:* Fasten. Gräfe und Unzer Verlag. München 1996
*Neumann, Halima:* Stop der Azidose, Allergien und Haarausfall. Fürhoff-Verlag. 4. Auflage, Starnberg 1991
*Salvesen, Christian:* Blaugrüne Algen. Fit fürs Leben Verlag. Ritterhude 1997

Das Internet bietet Interessierten umfassende aktuelle Informationen zum Thema »Mikroalgen«.

**Fachliche Beratung**
Das Buch entstand unter fachlicher Mitwirkung der Naturheilpraxis Marowsky, Alt Falkenstein 12, 61462 Königstein.

**Danksagung**
Besonderer Dank gilt Herrn Hau von der Sanatur GmbH, Singen, sowie der Keimling Naturkost GmbH, 21614 Buxtehude, Bahnhofstraße 51.

**Hinweis**
Das vorliegende Buch ist sorgfältig erarbeitet worden. Dennoch erfolgen alle Angaben ohne Gewähr. Weder Autorin noch Verlag können für eventuelle Nachteile oder Schäden, die aus den im Buch gemachten praktischen Hinweisen resultieren, eine Haftung übernehmen.

**Bildnachweis**
Alle Bilder stammen von Christian Kargl, München außer:
Bilderberg, Hamburg: 19 (Michael Engler), 31 (Wolfgang Volz), 39 (Milan Horacek); Sanatur GmbH, Singen: 6, 13, 14; Südwest Verlag, München: Titel, 54 (Christian Kargl/Ute Schoenenburg), 89 (Dirk Albrecht); Tony Stone, München: 5 (Frank Heroldt), 10 (Charles Gupton), 24 (David Madison), 72 (Chronis Jons), 77 (Dennis Kitchen), 84 (Jennie Woodcock); Visum, Hamburg: 88 (Michael Wolf)

**Impressum**


Redaktion:
Constanze Lüdicke
Projektleitung:
Susanne Garte
Redaktionsleitung und medizinische Fachberatung:
Dr. med. Christiane Lentz
Bildredaktion:
Ute Schoenenburg
Produktion:
Manfred Metzger
Umschlag:
Heinz Kraxenberger, München
Layout:
Wolfgang Lehner
DTP/Satz:
Reiner Löb
Druck:
Color-Offset, München
Bindung:
R. Oldenbourg, München

Printed in Germany

Gedruckt auf chlor- und säurearmem Papier

ISBN 3-517-07690-2

# Register

**A**gar-Agar 14, **90**
Akne 70, **73**
Alanin 23
Algentee 93
Allergien 70, **74**, 90
Amalgambelastung **75**
Aminosäuren 14
- essenzielle 21
- nicht essenzielle 23f.
Anämie (Eisenmangel) **75**
Arame 14, **90**
Arginin 23
Asparaginsäure 23
Augenprobleme **76**

**B**abynahrung 52f.
Beilagen/Kleine Gerichte 44ff.
Beta-Karotin 20, 28, 33f., 39, 65, 77
Biotin 28
Bluegreen-Algen 15, **19**
Bluthochdruck (Hypertonie) **76**

**C**andida **77**
Chlorella 9ff., 13, 15f., **18**, 31f., 35, 38, 55, 59, 81f., 86
Chlorophyll 18, **31**, 34, 49, 65, 73, 75, 79, 87
Cholesterin 24, 29, **78**, 82

**D**iabetes mellitus **78**, 84
Durchfall **79**

**E**isen 26, 29, 41, 92
Eiweiß 6f., 14, 18, 20ff., 41
Ekzeme 70, **79**
Energiedrinks 49f.
Entschlackungskuren 18, 56ff., 92
Enzyme 14, 18, 23, **30**
Ernährung 36ff., 81, 86

**F**olsäure 28
Frühjahrsmüdigkeit **79**
Fußpflege 68f.
Fußpilz **80**

**G**lutaminsäure 23
Glyzin 23

**H**aarpflege 71, 89
Hautpflege 64ff., 70, 89
Heilfasten 56ff.
Herpes labialis **80**
Histidin 24
Hiziki 14, **90**, 92

**I**nosit 28f.
Isoleuzin 21f.

**J**etlag **80**

**K**alium 27, 92
Kalzium 25f., 92
Kater **81**
Kinder und Spirulina 50ff.
Kohlenhydrate 14, 18, 77
Kombu 14, 20, **91**, 92f.
Krebs **81**

**L**eberbeschwerden **82**
Leuzin 21f.
Lysin 22

**M**agenprobleme **82**
Magnesium 27, 87, 92
Makroalgen 14f., **88ff.**
Mangan 27
Masken 66f.
Mekabu 14, **91**
Methionin 22
Mikroalgen
- als Nahrungsergänzung 16f.
- Einnahme 37f.
- Geschichte 6ff.
- Lagerung 34
- Produktion 12f.
- Qualitätskriterien 32f.
- Verpackung/Lagerung 34f.
- Verwendung 15
Mineralstoffe 12, 18, 20, **25ff.**, 41, 65, 92

**N**eurodermitis 70, **83**
Nikotinsäure 29
Nori 14, 20, **91**, 92

**O**steoporose 25, **83**, 92

**P**antothensäure 29
Peeling 67
Phenylalanin 22
Phosphor 27, 92
Photosynthese 12, 14f.
Polysaccharide 6, 85, 92
Prämenstruelles Syndrom (PMS) **83**
Prolin 24
Psoriasis 70, **83f.**
Pyridoxin (B6) 29

**R**ezepte 42ff.
Riboflavin (Vitamin B2) 29

**S**aftfastenkur 63
Salate/Rohkost 43
Saucen/Dips/Aufstriche 47ff.
Scenedesmus 11, 15
Schwangerschaft/Stillzeit **84**
Selen 27
Serin 24
Sonnenschutz 39
Spirulina 6ff., 11ff., **16f.**, 20ff., 32ff., 42ff.
Sportlernahrung 40
Spurenelemente 12, 18, **26f.**, 65, 92
Stress 21, 29, 73, 86

**T**hiamin (Vitamin B1) 30
Threonin 22
Tryptophan 22
Tokopherole (Vitamin E) 30
Tyrosin 24, 39, 85

**Ü**bergewicht **85**
Übersäuerung (Azidose) **86**, 92

**V**alin 21f.
Verstopfung **86**
Vitamin B12 20, 28ff., 41, 77
Vitamin C 18
Vitamine 12, 14, 18, 20, **28ff.**, 41, 65, 92

**W**akame 14, 20, **91**, 92f.
Wunden **87**

**Z**ink 27, 29
Zystin 24